增訂新版

A Scientific and Clinically-Proven Approach
to Safely Bringing Wheat and Dairy Back into Your Diet

Eat Wheat

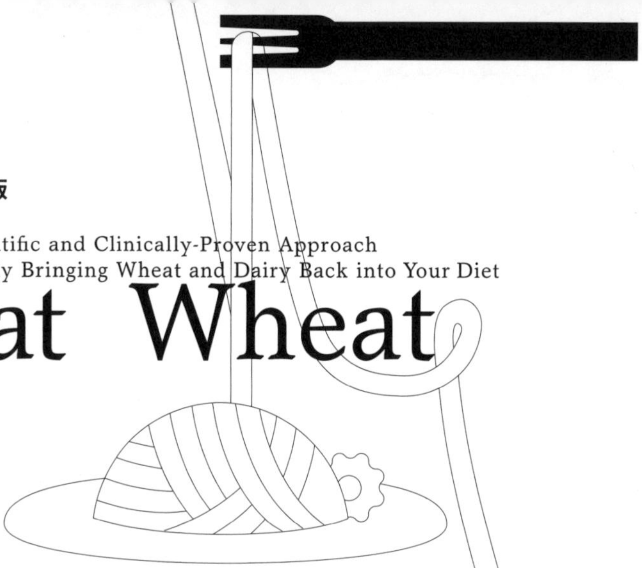

讓阿育吠陀重啟消化力

通暢淋巴系統、完全消化麩質和乳製品

Dr. John Douillard
約翰・杜亞爾博士

周佳欣 譯

獻辭

將此書獻給我成千上萬的病人，
他們信任我會助他們一臂之力來療癒自己，
是他們的旅程成就了這本書。

目錄

第2部

治療方法——點燃身體的消化火

各方推薦

在機能性最佳健康領域，約翰・杜亞爾幾十年來一直站的尖端浪頭，我自己就受益良多。現在，他質疑了我們耽溺於無麩質和無乳製品飲食方式，詢問著：「這些食物被人吃了好幾百年都不成問題，爲何現在卻有那麼多人都有了負面的影響呢？」他對這個問題提供了科學精確且發人深省的答案，問題就出在我們的消化欠佳，而且排毒系統也因爲許多其他原因而負荷過重。杜亞爾博士不只是治療病徵而已，而是幫助了成千上萬的人從根本來治癒食物不耐症。不論你是否曾經考慮再次食用麩質或乳製品，你將從這本書學到很重要的健康保健知識。

——**克莉絲汀・諾斯魯普**（Christiane Northrup, M.D.），婦產科醫師，著有《紐約時報》暢銷書《女神不老：讓你容光煥發、活力充沛和幸福健康的祕密處方》（*Goddesses Never Age: The Secret Prescription for Radiance, Vitality, and Wellbeing*）、《女人的身體，女人的智慧》（*Women's Bodies, Women's Wisdom*）與《更年期的智慧》（*The Wisdom of Menopause*）。

在美國現今無麩質和無乳製品飲食的狂熱之中，《讓阿育吠陀重啓消化力》這樣的書似乎多少會讓人感到震驚。然而，多年以來，約翰・杜亞爾博士一直是深受敬重的健康保健改革者，而這本新書可能是他最宏大的貢獻。他提供了一種有證據基礎的有力方法，讓人安心食用小麥和乳製品。對於美國成長急劇的健康飲食奉行者，他的方法將會大大消除他們的疑慮。至於另外那些享受均衡飲食且相信「一切要適可而止」的人來說，這是不容錯過的一本書。

——**羅伯・艾維克**（Dr. Rav Ivker, DO, ABIHM），骨科醫師暨美國整合全人醫療理事會認證醫師，共同創辦美國整合全人醫療理事會（The American Board of Integrative Holistic Medicine）並曾任該協會會長，也曾任美國全人醫療協會（American Holistic Medical Association）會長，著有暢銷書《戰勝鼻竇炎》（*Sinus Survival*）。

《讓阿育吠陀重啓消化力》是近年來最創新精采的飲食著作，無論是一般民眾或是專業醫療人士，每一個人都應該細細品讀。約翰・杜亞爾博士破除了麩質不耐症背後的迷思，並且揭示了我們弱化的消化系統的眞正罪魁禍首。

他同時也揭露了在全面拒絕乳製品背後的類似問題，就像小麥一樣，乳製品有極高的營養價值，而且食用的歷史可以追溯到幾千年之前。他也同時披露了，正是有瑕疵的科學和商業宣傳所致，數以百萬的人才會因而拒絕了人類歷史上最有價值的一些食物。

約翰・杜亞爾博士強調了阿育吠陀醫學的智慧，以及其中的阿耆尼（Agni，火神）或消化火的深遠洞見，而這是現代醫學還無法完全了解的部分。他謹慎地解釋了，藉由改善消化火，我們就可以增加食物的選擇和促進正向的健康與活力。

——**大衛．弗若利博士**（Dr. David Frawley），著有《瑜伽與阿育吠陀》（*Yoga and Ayurveda*）及《阿育吠陀療法》（*Ayurvedic Healing*）。

什麼？我們眞的可以再開始吃麵包嗎？約翰．杜亞爾博士的答案是「沒錯！」，阿育吠陀是流傳了五千年之久的全人醫學體系，而他正是阿育吠陀的權威專家，更是我遇過最聰明的醫師了。如同著名的膽固醇迷思，約翰．杜亞爾博士說明了麩質也被錯誤指控爲人體消化問題的根源，並反過來主張消化不良才是眞正的禍首。《讓阿育吠陀重啓消化力》提出令人信服的科學證據來支持這個看似激進的看法，並告訴我們阿育吠陀的智慧何以能夠幫助我們擁有從未有過的良好狀況，還能強化消化力，而使得我們可以再度享受那些自己喜愛的禁忌食物：就是來片剛出爐的熱騰騰麵包，上頭的奶油正在融化，讓人忍不住垂涎三尺。

——**克莉絲汀．侯內**（Christine Horner, M.D.），是位認證外科醫師和自然健康專家，著有暢銷書《喚醒戰鬥女神》（*Waking the Warrior Goddess*）與《容光煥發的健康與青春不老的美麗》（*Radiant Health, Ageless Beauty*）。

約翰．杜亞爾博士融合了令人信服的現代醫學研究和精妙的阿育吠陀古老體系，更深入地分析了食物不耐症的根本原因。阿育吠陀教導了我們，倘若我們不能消化某一種食物，就算其營養豐碩、經過有機栽培並且還是母親滿懷愛心烹製的，它就是會引起病徵，甚至是疾病。《讓阿育吠陀重啓消化力》不只解釋了哪些食物會引發問題，更說明了箇中原因，以及（不僅只是避開不食的）因應之道。

——**提摩西・麥克爾**（Timothy McCall, M.D.），著有《瑜伽良藥：保健療癒的瑜伽處方》（*Yoga as Medicine: The Yogic Prescription for Health and Healing*），同時創辦並主持「瑜伽良藥專題討論與師資培訓」（Yoga as Medicine seminars and Teacher Trainings），亦是《瑜伽保健的原則與實踐》（*The Principles and Practice of Yoga in Health Care*）的共同編輯、《瑜伽雜誌》（*Yoga Journal*）的醫療編輯，以及DrMcCall.com的網站創建人。

小麥的梵語是godhuma，go意指感官的器官，dhuma則是指去除知覺迷障。小麥其實能夠改善我們的感官知覺，因此去除飲食中的小麥會損害我們的知覺。只要我們能夠強化新陳代謝的能力，我們就能夠消化麩質和乳製品。

——**維桑特・賴德**（Vasant Lad, B.A.M.S., M.A.Sc.），阿育吠陀醫師，著有《阿育吠陀：自我療癒的科學》（*Ayurveda: Science of Self-Healing*）、《阿育吠陀教科書》（*Textbook of Ayurveda*）書系等。

我們人類在地球居住了這麼久，怎麼還在對哪種食物對我們好、而哪些食物又對我們不好的問題爭辯不休呢？在本書中，約翰・杜亞爾博士提出了令人信服的科學論證，陳述只要是進食得正確、適量，小麥和乳製品就不會是問題食物。

——**約書亞・羅森塔**（Joshua Rosenthal），美國綜合營養機構執行長（CEO of Institute of Integrative Nutrition）。

數以百萬的人從飲食中剔除了小麥和乳製品，如果你就是他們其中一員，但仍舊爲消化問題所苦，而質疑著自己怎麼就是沒有最棒的感覺，這本開創性著作中就有你要的答案。約翰・杜亞爾博士運用傳統智慧和現代科學，深入了小麥和乳製品爭議的問題根源，教導你如何在不妥協生活或健康的情況下去重新享用美食。

——**安德莉亞・畢門**（Andrea Beaman），廚師、全人健康教練和教師。

成功見證

約翰．杜亞爾博士幫助我發現了自己根本就沒有對小麥過敏，我的問題是出在吃的小麥種類，以及跟什麼混著一起吃。我學到吃的時候要注意小麥產品的所有加工過程，現在壓根兒不會想到自己吃的是不是小麥，就只是吃眞正的好食物。——**柯比***

我一出生就有消化問題，而且還非常焦慮。這是我在人生中第一次，在同一時間，眞正能與腸道、心臟和大腦和平共處。謝謝，謝謝，謝謝！——**菲麗希緹**

我感覺食物在體內消化得更好了，再加上每天都會正常排便兩次。我現在通常早上起來的第一件「事」就是上一次廁所，就是吃完早餐後會上一次比較少的，等到晚餐後再上一次比較多的。我以前都只會排便一次。就是因爲這樣，我的肚子比較小了。我對食物更加敏感，現在比較知道哪時候就不該再繼續吃，而且跟肉比起來，我現在更想吃多一點蔬菜、豆類和米飯。——**亞當**

我確實覺得自己的消化力改善了，而且更了解人體的運作方式，還有情緒對消化系統的影響。——**阿爾德瑞克**

我和丈夫外出「試吃」了一次，吃的是豐富、油炸和美味食物的大餐。結果怎樣呢？一點問題也沒有！我眞是太高興了，而且必須承認，我還有點驚訝呢。——**茱蒂絲**

我的體重少了十磅，兩個星期過後，還是少了七磅或八磅，所以我似乎眞的減了七磅或八磅了。——**安東**

我的消化大有改善。排便眞的變得更順暢，整個人就是感覺更好了。早上胃痛似乎大部分都消失了。——**李娜**

＊基於保護病患的隱私，本書提到的所有病患的名字皆是化名，他們也都同意在本書與讀者分享自己的健康旅程故事。這些實證案例並不代表是一般結果。所有案例都是真實病人，但是可能無法反映一般使用者的經驗，故而可能無法代表或保證任何人都會有相同或類似的結果。每個人都有獨特的經驗、運動習慣、飲食方式，而且應用所得的資訊的方式也都不同，因此，本書所分享的他人經驗可能無法反映出一般使用者的經驗，而其在此只為了展示作者的一些病人所達到的成果。這個計畫的目標並非是要讓病人減重，但是使用者平均而言可以預期會減掉多至五磅的體重。

我會繼續做自己學到的淨化法，也會注意自己的消化力。儘管過程花了好幾星期以上的時間，不過現在的我終於又可以消化，那些七年前或是在受盡一年以上充滿壓力和情感虐待環境之前所可以消化的食物了。跟你舉例我不能吃的東西，除了小麥和乳製品之外，水果含有天然果糖，吃了會出問題，酒類、任何垃圾食品或甜食更是不行。基本上，我就是靠米飯和蔬菜維生。我從學到的知識了解到自己能夠恢復消化力，也知道該怎麼做，於是我就照著辦了。我在生病的時候，就想著等自己好一點了之後要有健康的飲食習慣，但是我現在會吃洋芋片和巧克力、酒是隨便喝，或者想吃外帶就吃外帶，一點問題也沒有。我又可以享受食物了，我猜自己正在彌補多年來不能做的事情。我怕這好像聽起來很糟，附帶說明一下，我身體健康，有八十公斤重，六呎高，過著相當積極的生活。——**愛德華**

我的體重減了六磅，而最明顯的成效就是消化大幅改善，就像一點胃灼熱的症狀都沒有了。我從前相當能夠接受消化問題是老化的一部分（我現年五十六歲），如今我則相信約翰醫師的説法：只要多注意一下，我們大部分的人都可以擁有如同青少年般的消化力。——**凱特玲娜**

我不再承受季節性過敏之苦，也不再因爲吃了大蒜而腹脹和肚子不舒服。謝謝您！過去三年以來，我一直好好依照時令吃東西，現在則用很慢的速度重新在飲食中加入麩質、乳製品、糖和咖啡因。眞的是太感謝您了！——**雅蓮娜**

我的消化火眞的變好，而且還更旺盛了。我還必須提到，在做過第一次科羅拉多淨化法後，免疫力也很明顯提高了。——**巴納德**

我現在完全不用吃纖維補充品，以前沒有吃就沒辦法規律過活，情況長到我都數不清有多少年了。現在我的消化運作得很正常，好興奮啊。——**安娜塔西亞**

我現在的消化狀況是這麼多年以來最棒的時候！隨著時間過去，我的健康有了深刻變化。到了最後，我對糖的渴望消失了，不是不再愛吃糖，而是很少吃了。曾經有將近一年的時間，我停吃小麥和麩質來試試會感受如何，而我並不會想再吃，因此決定可以不再吃這些毒藥般的東西，就像是我九十五歲的母親帶我去吃一片她最愛的披薩時的做法。不再吃糖，幾十年的疼痛苦楚都明顯地消失無蹤，前後差異有著晝夜般的天壤之別！我吃優格，也知道要在冬天時吃當地的草飼鮮奶油來當作主要的食物群。當然，我在許多其他方面都遵循了約翰醫師的指導，而且對他誠摯感激。我同時開始習慣良好、規律和通常很完美的消化狀態。所以要是有事情不對勁，我會知道有某個新的東西正在發生作用，像是臨床症狀不明顯的病毒或是壓力，我就可以調整矯正。眞的很感謝 Lifespa 的全體人員，我必須要化身爲詩人才能夠眞正傾訴自己的感激之情。——**塞巴斯蒂安**

我現在可以吃希臘優格和一些乳酪，而不會出現胃不適（乳糖不耐症）的狀況了。——伊娃

我掉了八磅，而且感覺更加清爽，我現在可以信任自己的胃和消化了。——艾蜜莉

我完全重啓了消化功能，有太多無法列舉的細小和令人歡迎的改變。——瑪蒂達

我們眞心感謝約翰醫師，我相信的是他聰穎地傳授我們如何把古代阿育吠陀知識應用在我們的病態食物文化中。謝謝您幫助我們一家人這麼多，尤其是消化問題和消除疲勞方面。——瑞秋

我可以在自己的飲食中加入小量的乳製品了。——馬克斯

總覺得下腹部扛著一塊煤磚塊的感覺不見了。——安東尼奧

我的腹部終於不再像是有著六個月身孕的腹脹和腫脹情形了。我眞的感覺棒極了！——寶拉

過去幾個星期，我淺嚐了少量乳製品，想要看看自己的腸道是不是復元良好，好到不會再出現腸氣或腹脹……我吃了一口我先生的義式冰淇淋，也吃了自己最喜愛的餐廳裡的家常玉米

粥……我現在可以消化得更快，我又正常了。——**麥可**

我現在已經能夠消化少量的乳製品，那是我先前失去的能力。——**崔斯坦**

感覺就像是重新啓動我的消化系統一樣，太棒了！——**李歐**

我的消化變好很多，飯後再也不會腹脹了！——**艾娃**

我前幾天吃了披薩，完全沒有腹脹或腸氣！——**理厄斯**

我曾經不碰葷腥食物，後來乾脆改吃全素飲食。等到澱粉和穀物讓我飽受許多健康問題折磨之後，我又回去吃動物製品和肉類，而這對我是相當困難的事。現在我比較可以消化澱粉和穀物了，雖然還不是完全沒有問題，但是情況好多了。——**布萊登**

最讓我感到驚喜的是，我的腹脹（從我二十三年前懷孕後就有）和眼睛周遭的浮腫竟然都不見了。——**戴娜**

我很快樂的發現到，自己終於可以吃豆類和豆莢而沒有負面影響（如可怕的腸氣疼痛和腹脹），我的排便問題（便祕或拉肚子）也完全恢復正常了。——**娜蒂亞**

我現在比較少出現胃酸過多消化不良的情況，也不用再爲了這種情況服藥了。——**卡羅萊娜**

我的消化狀況大幅改善，眞的是令我萬分感激。——**珍妮**

我現在維持著健康的消化和體重，整體感覺棒極了！——**克莉絲汀娜**

致謝

我要謝謝我的編輯、寫作助理和研究助理卡瑞絲・參宋（Karis Samson），感謝她將這個計畫視為己出，她的愛、智慧、關注和聰穎閃耀於本書的每一頁面。我對卡瑞絲永懷感激之情，能夠與她共事是我的榮幸。在完成本書的最後幾個星期的期間，我深深感激沃娜達・阿特貝克（Vonalda Utterback），在她的專業編輯技巧之下，《讓阿育吠陀重啟消化力》化身為一道強大的信息，我相信它足以永遠改變我們的飲食習慣。

我要感謝自己的整個團隊成員，他們無時無刻都啟發著我去縮短現代科學和阿育吠陀古老智慧之間的鴻溝。我特別要謝謝珍娜奇（Janaki），她是我的女兒、老闆和行政主管，她也是《讓阿育吠陀重啟消化力》的計畫經理，從頭到尾負責了這本書的所有細節。珍・福瑞德（Jen Freed）對LifeSpa所投注的心力，都可以在她編輯的每篇文章中感受到，而對於她就《讓阿育吠陀重啟消化力》挑出錯字和審稿工夫，我更是無以銘謝。桃娜・浩騰（Tauna Houghton）設計了本書的原始書衣，說服了大家這將會是一本暢銷書。我要謝謝艾瑞卡・伊林沃斯（Erica Illingworth）的創意天才，她也是讓我保持頭腦清晰的顧問。我同時要感謝安娜（Anna）、雀兒喜（Chelsea）、喬（Joe）、東尼（Tony）和丹妮兒（Danielle），謝謝他們平日對於LifeSpa的事務的信任和奉獻。謝謝你們。

我要向妻子金潔兒（Ginger）致上謝意，她花費了無數的時間與我分享她的智慧，她是我的研究助理、編輯、問題解決者、設計師、作家和靈感泉源。

最後，我要謝謝摩根・詹姆士出版社（Morgan James）的凱倫・安德森（Karen Anderson），她隨即了解到《讓阿育吠陀重啟消化力》所傳達的訊息，並且啟發我成為這個出版社大家庭的一份子。

醫療免責聲明

綜觀全書，我提倡透過平衡和強化消化系統，把難以消化食物隨著季節改變而重新導入個人飲食之中。然而，倘若你的一般醫療醫師診斷出的健康狀況與書中提到的食物有所衝突的話，請勿食用。

舉例來說，患有乳糜瀉的人應該要避食麩質，而若是對乳製品有嚴重和（或）危及性命的過敏反應的話，則要避食乳製品，以此類推。如果你有任何這些健康狀況，由於在這些情況下攝取這些食物會危及你的健康，請務必遵循自己的一般醫療醫師的囑咐。

本書提供的所有資料皆是為資訊性和（或）教育性目的之用。若想採用書中任何意見或建議來療癒個人的症狀或醫療狀況，請諮詢你的醫師。本書的指示和建議絕非有意作為醫學建議或是醫療諮詢的替代意見，其內容資訊應該與你的醫師所給予的指引和照護相互配合使用。

在你依照書中計畫要開始進行排毒、減重或維持體重之前，請洽詢你的醫師。你的醫師應該知道你可能的醫療情況，以及你正在服用的藥物和補充品。

如果你懷孕了、正在服用利尿劑或糖尿病藥物、有肝臟或膽囊問題、被診斷出罹患疾病，或者是正在服用任何藥物的話，你只能在有醫師的監督下執行計畫。若要遵循本書的建議，你必須至少年滿十六歲或十六歲以上，這些建議無意針對、也不適用於不滿十六歲的對象。本書的陳述說明並未受到美國食品藥物管理局的檢驗，因此書中內容無意用來診斷、醫治、治療或預防任何疾病。

導言

無麩質和無乳飲食席捲了健康食品工業。食品製造商理解到，除非提供無麩質版本的產品，否則就會越來越難與人競爭。根據研究顯示，在過去一年之中，有相當一億的美國人消費了無麩質產品。無乳製品和乳製品替代品變得益加普遍：美國二〇一五年的乳製品替代市場為二十億九千萬美元，而且持續成長中。

我誠摯邀請讀者們與我一同探索食物敏感（food sensitivities）的成因，以及通常伴隨著這些敏感症狀而興起的無麩質和無乳飲食。這些各式去過敏源飲食真的有必要嗎？

我撰寫此書的原因在於，過去三十年來，我能夠就臨床診斷來幫助病人開始再次食用小麥、乳製品和其他難以消化的食物，方法無非就是重啟消化系統的力量，並且協助病人避開這些食物的高度加工成品。

對於「穀物頭腦」（grain brain）現象，亦即麩質對頭腦和健康具有負面影響而應該避免食用，近來解釋許多人對小麥和乳製品的反應的科學發現都對此說法提出挑戰。研究人員發現了直接引流到人體主要淋巴系統的腦部淋巴管和中樞神經系統（central nervous system, CNS），這是個突破性的發現，畢竟先前的科學根本不知道這些淋巴管的存在。現在的科學顯示了，包括與阿茲海默症相關的β–澱粉樣蛋白斑（beta-amyloid plaques）在內，許多毒素都是在睡眠期間通過腦部淋巴管排出腦部。

這個研究之所以如此讓人信服，主要是其表明了，就「穀物頭腦」和其他食物不耐症的健康問題，一般來說這些腦部和中樞神經系統淋巴管以及其他的淋巴管有可能阻塞，因而導致毒素無法完全地流動或排出人體系統。我們可以依此合理論斷：淋巴阻塞會導致人體免疫反應增強而造成身體發炎。至於發炎則與一大堆消化問題、食物敏感和其他健康議題有直接關聯。因此，或許並非是「穀物」，其實「毒素」才是這場食物敏感流行病背後的真正罪魁禍首。

健康的淋巴系統首先要有良好的上消化道和健康腸道，這是最首要的循環系統，讓人體透過腸子處理營養和毒素。一旦人體失去了消化某些蛋白質的能力，這在當今充滿毒素的緊張世界實在是相當普遍的狀況，來自乳製品的麩質和酪蛋白等蛋白質最終就會阻塞腸道周遭的淋巴系統。久而久之，排除身體細胞內的廢物的淋巴系統就會阻塞，而人們卻一直怪罪是小麥、乳製品和其他食物引發了食物不耐症。

人類的原祖先民食用小麥和其他穀物已有三百四十萬年之久，早期人類磨麥成粉也有三萬年的歷史，倘若當代的我們想要繼續吃麥，方法其實很明確：通暢淋巴系統、重啟消化力、揚棄簡單的醣類轉而多攝取健康的脂肪，以及全天然食物。

消化系統負責為身體傳送營養和排除危險毒素。若是消化不好，只是從飲食中刪去小麥或乳製品，這其實是過分簡化了真正的問題，並且無法開始處理問題的根本成因。

許多人花了多年的功夫調整自己的飲食，想要避免食物引起的病症，希冀藉此保護消化道而不再受到刺激而發炎，但是這卻無法真正對症下藥。只是簡單地從飲食中刪減某些食物來治療消化不良的問題，是有嚴重的健康風險的。舉例來說，如果麩質不耐症的真正成因是消化不良或淋巴系統阻塞，一旦在飲食中捨棄麩質，久而久之，這反而可能讓危險的毒素累增，而堆積在腦內的脂肪細胞裡而無法排除。

只是從飲食中去除小麥和乳製品或許可以紓解症狀，但是卻可能讓人產生身心健康的假象。如果現在沒有能力消化麩質或乳製品，特別是對曾經有能力消化它們的人來說，這可能意味著自己已經在不必要的情況下接觸到致病的危險毒素，可是這些毒素卻無法被完全消化或解毒。

消化力是長久的健康活力人生的關鍵。關於是否食用麩質或乳製品的決定，不應該是消化不良而不得不的抉擇，而應該是個人因喜好所做出的結果。

讓我們停止治療病徵吧，這畢竟是西方醫學相當擅長的事；讓我們真正處理食物敏感的根本成因的迫切需求，而這就要從改善消化情況著手。

第 1 部

探索小麥和乳製品不耐症的成因

先做必要的事，再做可能的事，
然後突然間你就做著不可能的事。

——亞西西的聖方濟各
（St. Francis of Assisi）

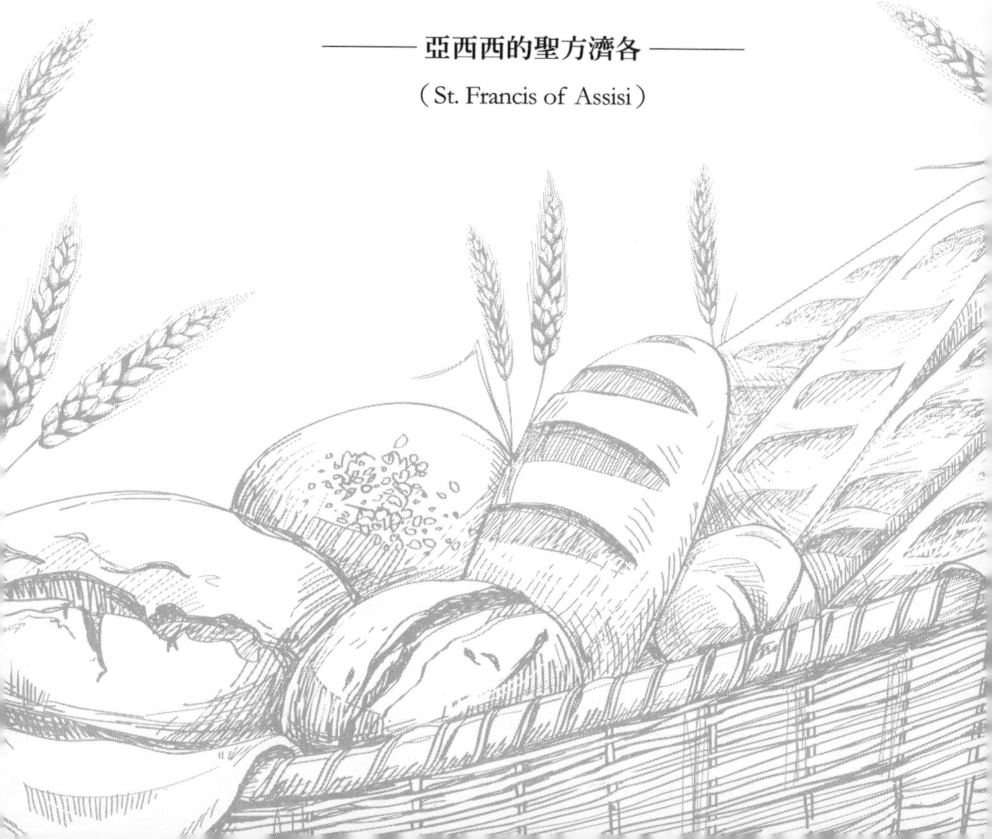

1 未審先判

麩質是否在不經公平審判就先被入罪了呢？這絕非頭一次，一種無辜的食物就此被判了無期徒刑。例如，在所謂「硬科學」（hard science）將膽固醇判刑了將近六十個年頭之後，我們現在才發現那樣的科學闡釋是有瑕疵的，美國食品藥物管理局（ＦＤＡ）的營養成分關注名單中，也已經正式將如奶油等高膽固醇飽和脂肪從中剔除。

我們是否也可能弄錯而拋棄了麩質，連同乳製品和蛋、大豆、玉米、魚類和堅果等一般引發過敏的食物呢？

現在有幾百萬沒有乳糜瀉（celiac disease）或嚴重乳製品過敏的人選擇了無麩質和（或）無乳製品，原因並非是他們真的對這些食物過敏，而是因為他們的食物敏感狀況，或者就只是因為這些食物被歸為膳食中的「不合格食品」。本書的目的就是對此要與讀者分享有力的科學和臨床證據，麩質連同其他特定食物，如乳製品，其實通常都不是造成消化困難和食物敏感的根本問題。

對許多人來說，根本問題其實是因為以下情況毀壞了消化系統：

一、過度食用特定種類的食物而造成腸道內皮發炎。

二、食物選擇不佳而導致消化力和腸道健康逐漸毀壞。

三、在錯誤時間準備和食用某些食物，而且食用方式不對。

四、不隨時令飲食。

五、食用商業處理的麵包和乳製品，其含有人體永遠無法消化的除草劑、農藥（有時甚至是基因工程農藥）、抗生素、防腐劑、熟製油（cooked oils）和生長荷爾蒙。

以上這些行為都會折損人體的消化力，因此有這麼多人無法順利消化這些食物也就不足為奇了！

從頭說起：到底麩質是什麼呢？

麩質指的是小麥和小麥產品中的蛋白質，包括粉質胚芽（wheat berries）、斯卑爾脫小麥（spelt）、布格麥食（bulgur）、杜蘭小麥（durum）、庫斯庫斯（couscous）、粗穀粉（farina）、法羅小麥（farro）、杜蘭細粉（semolina）、栽培二粒小麥（emmer）、栽培一粒小麥（einkorn）、格萊姆小麥（graham）、麥麩、小麥胚芽、小麥澱粉和卡姆麥（KAMUT® khorasan wheat）。麩質的其他一般來源包括了小黑麥（triticale，小麥和黑麥的混種品）、黑麥、大麥、各種麥芽和啤酒酵母。燕麥有時會含有麩質，但是特別標示了「未受小麥汙染」就通常不含麩質。大體而言，麩質有著如同黏膠般的作用，可以幫助食物凝聚定形。

麩質簡史

知道麩質並不是新玩意是很重要的事。從野生穀物做成的麵粉的考古證據，證明遠在三萬年前的晚期舊石器時代就已出現於（今日所知的）歐洲。此外，大約一萬年前，隨著耕作和農業興起於新石器時代，麵包和麥片就成為時令飲食的重要食物。

與人們的認知相反，早期的人類先民其實可能比以前的設想要食用更多的草葉、穀物和小麥，這是因為冰河時期強迫人類從熱帶雨林冒險移至野生熱帶大草原尋覓新的食物來源。

田野研究同時表示，一個人只需要兩個小時，就可以從原野中收集到足夠的粉質胚芽來供給一天所需的營養。既然如此，早期人類怎麼可能會不從大草原收集容易獲取的穀物來作為飲食中的主食呢？新的發現顯示了他們就是這麼做。

根據來自美國猶他大學的同一份突破性報告，人類祖先開始以腐肉為食的最早證據，要推溯至少兩百五十萬年前才出現。甚者，人類開始狩獵為食的明確證據則遲至五十萬年前。

就人類的直接先民來說，這份報告也顯示，約在三百四十萬年前，阿法南猿原人（Australopithecus afarensis）和其他原人的飲食中，平均有百分之四十為草葉，而其中包括了富含麩質的大麥和小麥。介於一百七十萬年到兩百萬年前之間，早期人類百分之三十五的飲食為草葉和有些草食動物的腐肉，同時期的鮑氏傍人（Paranthropus boisei）的飲食則有百分之七十五是包括小麥在內的草葉。

確切地說，我們應該依據科學就此主張，比起食用小麥，人類食用肉類更顯得並非是來自遺傳的經驗。

如同研究顯示，人類食用麩質已經有很長久的歷史。然而，在食用小麥和其他麩質穀物作為時令主食的幾千年或幾百萬年之後，為何會在突然之間不含麩質的飲食竟然成為了時下最顯著的飲食潮流之一呢？

無麩質飲食潮流的成因

許多人都說不吃麩質讓自己感覺好多了。這個說法在某個程度上可以歸結如下：倘若無法妥善消化麩質，可能就會出現一些常見症狀，如過敏、腹脹、腸氣、腹部脂肪、腦霧（brain fog）和注意力問題、慢性疲勞、失眠、自體免疫系統出現狀況、注意力缺失症、哮喘、健忘、頭痛、皮疹、關節疼痛、消化問題、身體不適、焦慮、憂鬱、食慾旺盛、衰竭，當然還包括了體重增加。真是無趣，不是嗎？而這些都是使人不吃麩質的極為正當的原因。

正因如此，例如，你可能就此不再食用麩質，並且為了治標不治本，設計出一套不含麩質的飲食。這就是不含麩質和其他限制性飲食之所以會開始流行的原因。

我完全了解不含麩質會如此受歡迎的飲食選擇的背後理由。說穿了，如果知道食用麩質不會使人感覺良好，有哪個腦袋正常的人還會願意繼續吃呢？事實上，未消化的蛋白質和引發過敏的食物源自於消化不良，而不讓消化道受到它們的蹂躪而受傷害，在短期之內確實是個不錯的策略。

我在這裡提出來的是另一種選擇，有別於剔除整個食物群的終身限制性飲食，不妨讓我們找到問題根源，對症下藥，藉此一舉根除食物不耐症所引起的病徵。當我們這麼處理的時候，我們將重建消化力，將來才不容易患得如癌症和自體免疫性失調等毒素所引起的慢性退化疾病。

療癒、平衡和重啟自身的免疫系統，將使得消化小麥和乳製品等食物再次變得輕鬆容易。想像一下這樣的生活，你能夠有時享受一下冰淇淋或美味點心，但是不需要過後隨即付出痛苦代價。在這本書裡，我正是想要向讀者說明如何過這樣的生活，解釋擁有最佳運作的消化系統對於身心健康是何等重要的原由。

我們需要強健的消化系統才能分解、消除攝取自環境中的化學製品和汙染物——沒錯，即使是有機農產品也有這些東西，療癒消化系統也因此較以往更是現在的當務之急。根據一份新的美國國家環境保護局（ＥＰＡ）的分析報告，單在美國境內，每年就有將近四十億磅的化學製品被排放到環境之中，其中有六千兩百萬是致癌物質。

如果你曾經一度能夠但是現在不能忍受小麥和乳製品，或是長年下來不斷地逐漸把一些食物從飲食中移除，這可能顯示了你的消化和解毒的能力已經降低，同時也使得自己非必要地可能受到環境裡的危險化學製品和毒素的危害。

麩質敏感的普及程度

根據估計顯示，只要一人有乳糜瀉（約占百分之零點五到百分之一的美國人口），就至少有六人到七人有麩質敏感的問題，也就是美國人口中有麩質敏感的人口約達百分之三到百分之七。二〇一五年的美國人口總數約為三億兩千兩百萬人以上，這就意味著有麩質敏感的美國人口數大概上推到九百六十六萬人到兩千兩百五十四萬人之間。因此，對麩質敏感的人實在很多，而且這個數目還不包括那些無法忍受對乳製品和其他難以消化食物的人口。

單在美國境內，就有六千萬到七千萬人受到消化疾病和問題所困擾。這些統計數字實在是令人驚愕。據我之見，想要大幅降低這個消化問題的流行程度，我們就要使用已經在傳統文化行之幾千年之久的策略，藉由這些經過時間檢驗過的策略來強化和平衡人體的消化系統。

讓我們開始療癒消化系統吧！為了達到這個目的，我在以下會提供有實證基礎的自然保健策略，其中融合了阿育吠陀醫學，這是印度五千年之久的傳統保健科學的智慧結晶，同時加入了我個人超過三十年從事自然醫療的經驗中經過臨床證實的有效策略。

給入門者的一些事實說明

儘管說法頗受爭議，不過確實有良好的科學提出如此看法：由於原初的野生小麥較少暴露於當代環境的毒素之中，其麩質的含量可能約為當今小麥麩質含量的兩倍之多！單就麩質含量來看，這個看法顯示了原初野生小麥是比現代小麥要來得更硬而難消化的穀物。

當研究人員比較兩種古代小麥品種（卡姆麥和格拉茲拉拉小麥〔Graziella Ra〕）與現代小麥品種的麩質所含有的麥膠蛋白成分時，兩種古代小麥的麥膠蛋白和 α－麥膠蛋白總含量幾乎是現代小麥的兩倍。α－麥膠蛋白被認為是來自小麥無法消化的毒素，且跟麩質敏感的許多症狀有關。

另一個研究則是讓二十二個人食用了八週古代小麥（卡姆麥）或是現代小麥品系，之後再檢測他們的發炎症狀。與食用現代小麥的群組比較之下，就食用卡姆麥的群組來說，研究人員發現比先前研究顯示要幾乎高出兩倍的毒性麥膠蛋白，但是對於一般認為與發炎有關的症狀，這一群組卻出現低於兩倍以上的情況。比起麩質和麥膠蛋白含量最少的小麥，為何含有最多毒性麥膠蛋白的小麥竟然會有幾乎兩倍的抗炎性呢？

同一份研究也顯示，相較於現代小麥，卡姆麥可以降低整體的膽固醇、空腹血糖與增加血液裡的鎂和鉀的含量。即使古代小麥可能含有較多麩質和麥膠蛋白，這個發現表示了，古代小麥其實是較佳的食物選擇。我是同意這個說法的。

以下是我們現在的處境：埋怨麩質和其所含的麥膠蛋白是引起消化失衡的成因，可是古代小麥所含的麩質卻可能幾乎是現代小麥的兩倍，而且人類食用麩質已經有好幾百萬年的歷史。麩質為何會在突然之間變成了問題呢？怎麼會近來一連串的健康問題和食物過敏竟然都只怪罪於現代麩質呢？

在我們這個時代，處理和準備含麩質穀物採用了相當不同於以往的方式。這些確實存在的顯著差異，使得消化古代小麥要比現代小麥要來得輕鬆，即使前者比後者含有幾乎高於兩倍的麩質。例如，研究也指出古代小麥比現代小麥含有更多的抗氧化劑，如此可能正好抵消了古代小麥較高的麩質含量。好消息是現在市場上已經找得到古代小麥，我會在第七章告訴讀者購買地點。

十九世紀末期，科技的發明使得人類得以處理大量穀物，並且將全穀物的不同組成成分分離。營養豐富的麥麩和胚芽脫離了富含碳水化合物的胚乳（這是我們現在食用的部分），而胚乳會提高血糖但卻沒有增加營養。

古代穀物也採用不同的傳統準備方法，通常要浸泡、出芽和發酵後才加以食用，如此一來就會讓穀物比較好消化，也可以提高營養價值。這些方法至今仍在使用，幾乎可以完全破壞麩質、提升礦物質含量，以及增加如離胺酸（lysine）等胺基酸的含量，因而使得營養更容易為人體所吸收，並且破壞如植酸（phytic acid）等抗營養素。

某些研究也指出，儘管二十世紀後半期確實出現乳糜瀉症狀的麩質不耐症的增加情況，然而並沒有證據證明這個情況是因為小麥麩質含量增加的影響。事實上，根據二〇一三年刊登在《農業和食品化學期刊》（*Journal of Agriculture and Food Chemistry*）的一份研究，自從十九世紀末期開始加工小麥之後，二十世紀和二十一世紀的小麥麩質含量都處於相對穩定的狀態。然而，在一九〇〇年到二〇〇八年之間，美國人的年平均個人麥粉食用量卻大幅減少了八十六磅。

既然小麥的麩質含量並未增加，而我們已經減少小麥的食用量，那麼我們就必須要質疑，何以近來會把非乳糜瀉麩質敏感（non-celiac gluten sensitivity, NCGS）增加的現象歸咎於麩質。在我的病人中，大多數人會在停止食用麩質之後有一段短暫變好的時期，但是病症隨後還是會鬼祟地再度出現，所以麩質怎麼可能是唯一的肇因呢？如同膽固醇蒙受六十年的不白之冤，我們是不是現在也忽視了什麼東西？科學將會顯示是許多因素造成了現在的麩質敏感流行現象，只要我們不再只是把小麥從飲食中剔除，而是能夠停下來開始矯正問題的真正成因，相信大多數人會發現自己又可以重新享用小麥。

關於消化麩質和酪蛋白

我們知道這個事實：麩質和乳製品中的酪蛋白都需要強健的消化系統才能夠為人體妥善吸收。

壓力、環境中的毒素、加工食物和許多其他因素都已經使得人體消化力變弱了，也迫使許多人為了找到適合自己的飲食，不再出現消化上的毛病，而更換過一套又一套的限制性飲食。經過多年之後，採用去過敏源飲食的病人，會發現自己又開始抱怨可以食用的東西變得所剩無幾。我相信我們可以採用更好的方式。

包括全人醫師（holistic doctors）和人數增加之中的西式醫師在內，許多人都領會到，倘若拿掉小麥、乳製品和富含脂肪或油膩食品等「三大食物」，多數人都會感覺好多了。其背後的想法是，這些食物既然會引起消化問題就一定是不好的。然而，如果我們在比較年輕的時候可以食用這些食物，更別提我們承繼著先祖的好幾千年的遺傳基因，他們消化這些食物一點問題也沒有，或許我們就是失去了能夠妥善消化這些食物的能力。好消息是我們或許能夠重拾這樣的能力，如此將可消化少量難以消化的食物，即使是過度加工的食物也不成問題。

毒素和糖：罪名成立

首先栽種小麥的早期農夫，他們選用的是體積較大且比較容易打穀脫粒的種子，體積較大的小麥種子意謂著穀物裡含有較多澱粉（糖）和較少蛋白質。由於小麥的麩質含量是與蛋白質含量成正比，當古代栽種小麥的糖含量逐漸增加的時候，麩質、麥膠蛋白和蛋白質的含量就會降低。

當小麥開始增加混種和加工處理，商業小麥製品的升糖指數（the glycemic index，指的是食物分解進入血液而讓血糖升高的速度）就大幅增高。舉例來說，一片加工處理過的白麵包或一個大餐包的血糖量表約為七十，但是一片百分之百石磨全麥麵包或裸麥粗麵包的量表指數則約五十五。

眾所皆知的「小麥肚」（wheat belly）其實更應該被叫做「糖肚」（sugar belly），畢竟許多小麥敏感症狀和連結麩質與這些健康問題相關的研究，說穿了都是糖過多所造成的結果，如加工小麥麵包等精製碳水化物就會快速地轉變成血糖。

高血糖飲食所導致的糖爆發，就是會引起我們現今每一種與麩質有關的病徵。事實上，大部分支持小麥與失智症風險提高有關的穀腦理論的科學，依據的都是糖而非小麥本身對腦部的影響。這個理論主張小麥（其實泛指所有穀物）引發了高血糖，因此正是造成阿茲海默症的罪魁禍首。這個理論已經受到挑戰，一些研究揭示，小麥實際上會使血糖降低而減少罹患阿茲海默症的風險。就像是膽固醇的境遇，是不是又有一種無辜的穀物被我們用有瑕疵的科學闡述入罪到危險食物名單上頭呢？

對於《無麩質飲食，讓你不生病！》（*Grain Brain*）的作者大衛・博瑪特醫師（Dr. David Perlmutter），我有著最高的敬意，他的著作在談論糖和過度食用高度加工精製穀物方面可以說是一針見血。請讓我幫助大家避開這些問題，但是同時依舊能夠每日享用麵包。

對血糖、食物的消化難易程度和人體整體健康，食物的混種化加上基因改造和毒素有著深遠的影響。

例如，當麥膠蛋白（小麥裡可發現的一種蛋白質）沒有完全消化的時候，就可能增加腸道的滲透性，進而使得消化系統更易於因為難消化的蛋白質而出毛病。麥膠蛋白同樣會影響體內解連蛋白（zonulin）的濃度。解連蛋白為一種分子，控制著細胞間緊密的匯合處，這意味著一旦解連蛋白的濃度失控，就容易讓食物內的蛋白質經由腸結而進入血液和淋巴，而這是蛋白質不該出現的地方，因而使得人們容易出現腸漏症和發炎等問題。但是，等一下……我們不是才剛讀到有份研究表示，小麥富含麥膠蛋白確實可以減少發炎的情況。

更讓人困惑的是，有些研究認為小麥中含量豐富的凝集素，又稱小麥胚芽凝集素（wheat germ agglutinin, WGA），其實與一連串的健康問題有關，其包括發炎、消化健康的破壞和失序的免疫反應。所有穀物都含有凝集素，即便是稻米和豆子等無麩質穀物，甚至連馬鈴薯和番茄也找得到，倘若真的如同某些專家一樣，這些食物通通都該遭受責難。然而，根據聲譽卓著的《英國醫學期刊》（*British Medical Journal*）於一九九九年的一份研究，腸道裡自然生成的糖類會阻絕凝結素。

在第二章和第三章裡，我們會發現這樣的科學本身實在是令人困惑，似乎當我們學習到更多人體如何消化小麥的知識之際，我們卻懂得更少了。

不幸的事實是環境存有毒素，因此也存在人類的食物來源之中，而想要避免這些毒素是極為困難的事。研究顯示這些毒素會改變小麥的蛋白質，也會嚴重破壞人體體內得以分解麩質和其他難消化蛋白質的有益酵素。

我們有對此的喜訊：人類有能力消除食物裡的毒素，而這需要的就是強健的消化系統。不過，不要忘記，幫助人體消化小麥和乳製品等食物和清除環境中的毒素都是通過相同的管道。

正因如此，當你盡力食用未加工的健康食品時，我的任務就是要幫助你學習如何提升自身消化和解毒的潛力，擁有健康快樂的長壽人生，剝開麵包，享用一片塗抹奶油的新鮮烤麵包，這應該是人們與生俱來的權利。

防腐劑和油

想像一下，你在過去二十年來都沒有清理烤爐上的油脂。不像傳統的手工麵包，店裡販售的麵包都是用防腐劑和油所烘製而成，不僅難以消化，同時可能會積存在肝臟裡。之所以如此，這是因為大多數的油會在加熱後氧化或遭受破壞而變得難以消化，經年累月下來就在消化過程中形成厚重或緩滯的膽汁。這個結果之所以值得注意，原因在於膽汁調節控制胃部鹽酸（the hydrochloric acid, HCl）、胰臟和十二指腸的消化酶，以及處理脂肪的能力。想要好好消化麩質，我們就需要身體的消化過程和微生物的協調努力來達到最佳化的運作，如此才能達到目的。

祕訣

檢視麵包包裝的內容標示，避免購買加了油所做成的麵包；或者是請在地麵包店出示無標示的麵包的成分清單。

過度食用小麥

部分的問題在於，我們美國文化在攝取小麥和麩質上實在是超乎常軌。過去四、五十年之間，美國人的飲食是每餐都食用小麥，可以說美國人真的是吃太多小麥了。

小麥為寒帶穀物，以往總是一年收成一次，秋季收割以備冬季食用。小麥並不是天生屬於常年作物，但是我們竟然數十年來都是一年到頭地餐餐食用！

例如，原初的栽培一粒小麥要每年十月才會完全成熟，也就是在冬季雨季來臨之前。成熟的穀物會落到土地上進入休眠狀態，度過整個冬季直到春天來臨，較溫暖的氣候和雨水會幫助穀物發芽成長。由於小麥能夠妥善儲藏，這種穀物可以秋收並足以作為支撐整個冬季的食物。大自然似乎總是在每年適當的時節供給人類最需要的食物。

小麥是大自然設計來讓人們於秋季進食以便為冬季預做準備，從來就不是要讓人們終身不斷在一年十二個月裡每日食用三次。情況在一九八〇年的時候變得更糟。當時的美國雷根政府開始補助種植小麥和玉米（另一個難消化的食物），為了維持低價而採取高價收購但低價售出的方式。這個人為造成的低價政策讓美國飲食出現了危險的改變，轉向「每日食用麵包」，一天三、四次，而這對人類來說是相當新的飲食方式。而為了滿足需求，麵包經過加工製造和保存程序，卻幾乎讓人無法消化。現在的麵包並不會沒放幾天就變質，反而可以上架販售好幾個星期都不會變壞。

我們知道微生物會使得食物敗壞，傳統手工麵包因此只有很短的保存期限。當店裡買來的滿是防腐劑的麵包可以放上幾星期都不會壞，這就表示微生物也不想吃。百分之九十的人體細胞都是微生物細胞，而且這些微生物肩負著在消化過程的重任，包括分解麩質在內。如果這些微生物不會吃放在櫥櫃裡好幾個星期的麵包，我們就別期望同樣的微生物會消化吃到肚子裡的麵包。

除此之外，透過補助玉米，高果糖的玉米糖漿也就此被納入受歡迎的麵包公司的食譜之中，要不是取代糖，就是成為添加物來使得麵包更甜，卻也使得麵包更毒、更容易上癮，且甚至更難以消化。

解決之道：當季小麥

依據人體的生理節奏，以及幾千年的古代智慧，並隨著時節變遷來飲食與生活，這對維持身心健康的最佳狀態可以說是最重要的事，畢竟人類是大自然的一部分，是不可能不受自然週期影響的。例如，在大自然裡，飲食跟隨時節遞嬗而有顯著變化，就如同畫家的調色盤，每個季節的收成作物所需要仰賴消化的微生物就會在該時節滋生茁壯；冬天木棕色的樹枝和樹幹不過是春季的鮮綠葉和秋季的黃金橡實的前奏。

適合消化軟葉和苦根的微生物在春天裡到處都是，但是到了夏季就會消失不見；嗜吃夏季多汁水果和風味蔬菜的微生物，到了冬季則會被消化著堅實樹木纖維和厚重食物的一種新的微生物種所取代。

如澱粉酶等特定消化酶會在冬天的月分於人體體內增多，促使秋收的小麥能夠在這些月分被輕鬆消化。欠缺澱粉酶（人體仰賴其來消化小麥）與小麥過敏和麵包師哮喘（bakers' asthma，譯註：顧名思義，已有哮喘的人因為職業或其他緣故需要接觸麵粉而導致哮喘症狀加劇）具有相關性；往往會在春季或夏季，也就是在不對的季節食用小麥才會導致這種情況發生。

我們會了解到，大自然在冬季會收成較厚實、較密實和較難消化的食物，如小麥、乳製品、根莖、堅果和種子，比起夏天裡容易消化的多葉蔬菜，處理這些食物需要更多的消化力。

解決之道：發酵

談到與大自然的循環週期和諧共生，眾所皆知的是，我們人類的老祖宗發明了讓蔬菜發酵來儲藏過冬。發酵不僅可以保存食物，還會帶來強化消化功能所需的微生物，使得人體可以消化秋季的厚實食物，這就是冬收帶來的好處！

發酵過的蔬菜會呈酸性而讓人體生熱，如此就可幫助人們一起度過許多漫長寒冬。此外，蔬菜發酵的過程稱為乳酸發酵（*lactic acid fermentation*），過程中會釋放許多嗜酸乳桿菌（*Lactobacillus bacteria*），可以分解麩質蛋白質分子裡難以消化的麥膠蛋白部分，也就是我先前已經提到的富含脯胺酸的抗原決定基。

饒富趣味的是，大自然在冬季賜予我們麩質，而為了讓人體能妥善消化，發酵則讓我們的消化系統在小麥消化酶裡找到自然生成的強化物。

解決之道：益生菌的支援

時至今日，許多人都相信益生菌是因應所有健康困境的解方。當我在一九八四年開始執業的時候，我經常會讓病人服用益生菌，可是沒多久我就發現這不過是舒緩病徵罷了。服用益生菌的病人會覺得好多了，隨即就會仰賴益生菌，一旦停止服用，病徵就會復發。現在市面上的大多數益生菌都是以脆弱的乳酸基有機體所製造而成，卻也使得益生菌的本質短暫易變。根據當今既有知識，我們將需要終身每日服用益生菌。我並不喜歡這種仰賴藥丸的方式，希望你也覺得這並不合乎情理。

實情是這樣的，人體妥善消化小麥的能力完全仰賴消化的效率、健康的腸道和正確的麩質消化微生物。只要能夠解決這三個問題，並服用正確的益生菌一小段時間，即可幫助人體再度消化小麥和乳製品。益生菌的關鍵，或者是為了相同目的的其他補充物，就是自己要能夠適可而止：服用後，一旦好轉，就要停止。多年以來，我所追求的是並不只是舒緩症狀就好，而是要讓消化系統回復平衡。為了這個目標，我找尋的是能夠集落生長而不是短暫易變的益生菌菌株。我可以欣喜地說，研究人員最近已經發現了可以集落生長的益生菌菌株，真的可以附著在腸壁並落地生根，替幾百萬年來適合消化小麥的微生物群系提供了重建的基礎。

新的研究揭示存在腸內的益菌可以幫助人體消化麩質，同時也有某些益生菌補充物（如胚芽乳酸桿菌〔Lactobacillus plantarum〕和雷特氏B菌〔Bifidobacterium lactis〕）有助於分解和消化富含脯胺酸的抗原決定基，即麩質蛋白質分子裡難以消化的麥膠蛋白。益生菌也經證實可以杜絕未消化的麩質分子滲透腸壁而達到保護腸壁的作用，因此可以讓人體不致於出現腸漏症。

註記：請閱讀第八章關於最佳集落生長型的消化麩質益生菌的內容，以便擁有最棒的腸道健康。

幫助身體提升消化力！

容我在此扼要重述讓我們可以開始恢復良好消化力的六大訣竅。

- **訣竅一**：首先就是要從參考老祖宗的做法開始，並且在飲食中添加以上提及的優質益生菌菌株，其可以從發酵食物獲得，或者是服用益生菌膠囊。
- **訣竅二**：按照季節食用麩質和乳製品。不妨考慮在春天時減少或避免食用這些食物，夏季時少量進食，然後在秋冬時節多享用一些。氣候寒冷的月分正是這些食物季節性自然收穫的時候，這才符合大自然的本意。
- **訣竅三**：在中午的時候食用一天最大分量的餐點，並趁此時消化力道比較強健的時候食用小麥和乳製品等厚重食物。夜晚時分消化力道就變弱了，最好避免食入厚重餐點、小麥、乳製品和澱粉類碳水化合物。
- **訣竅四**：可以的話，最好是能夠自行栽種食材。如果不可行的話，請購買在地農夫市場販售的食物，或者加入「社區互助農場」（Community Supported Farm, CSA）。現在開始冒出許多如同「按戶送達有機食品」（Door to Door Organics）等小型公司，可以把新鮮的有機蔬菜直接送到客戶家中。如果可以的話，食用有機且未加工過的食物。噴灑了殺蟲劑和除草劑的普通食物除了含有毒素之外，同時也缺少了消化小麥和乳製品所需的有益微生物。比起世界上的其他地方，這可能就是西方人的微生物群系太過於欠缺微生物多樣性的原因，也足以說明為何現在西方有這麼多人都有麩質敏感的症狀。不妨將時令有機食物想像成是自己與身體內的消化道微生物的季節性變化的聯繫，這些消化道微生物組成了人體百分之九十的細胞，任務繁重，幾乎每一項人體的功能運作都少不了它們。

- **訣竅五：**食用不含防腐劑或摻油且經過緩慢發酵的有機老麵麵包，是比其他麵包要來得好的選擇。根據一些研究，用來製作麵包的發酵活化的乳酸和益生菌菌株，過去確實能夠幫助分解麩質，麵包甚至因而不含麩質（更多的說明請見第七章）。
- **訣竅六：**甚至能夠嘗試自己做麵包更好。使用發酵過的小麥，用雙手或麵包機來動手做麵包，這不只有趣，讓人有成就感，而且很簡單！（請見附錄B的兩份傳統食譜，學習自己動手做出健康的居家老麵麵包）孩子們喜愛烘焙的魔力，所以不妨全家一起來做麵包！

註記：倘若你有麩質和乳製品不耐症的話，請等到我們在本書第二部分了解到如何提高消化力之後，再開始食用這些食物。

關於新鮮熱麵包的回憶

父親總是會帶著兒時的我前往在地的一家麵包店，還沒有進到店裡，就會聞到讓人難以抗拒的剛出爐的烘烤麵包的香味。當車子駛離麵包店之際，父親會把剛買的新鮮法式長棍麵包分成兩半來與我共享。剛出爐的麵包依然溫熱，我記得自己在每次嚼咬之間會拿麵包觸碰臉頰。對我們父子兩人來說，這是特別的時光，更是我永難忘懷的記憶。我相信許多讀者也有美味烘烤糕點或麵包的回憶，而正是那珍貴的共享人生經驗才使得這一切永駐心頭。

以下章節說明

與他人共享麵包是有關於信任、分享與愛的基本人生經驗。因此，這是我強烈認為我們不應該沒有嘗試就輕言放棄的事物。對於採行了不含麩質飲食的你們，我並不是要忽視你們為了改變生活所付出的努力，我知道那是一件困難的事。或許應該要這麼解釋，我在本書想要說明的是，我們不應該滿足於去過敏源飲食的治標不治本的診斷，畢竟我們真的也許能擁有和享用麵包！

在第二章裡，我將會探討攸關麩質正反兩面的科學，讀者會驚訝於，其實有許多不為人知的科學研究都在讚揚小麥對人體健康的好處。

2 小麥：讚揚小麥好處的科學

我在前一章已經提到，許多比較不為人知但同樣令人信服的科學研究，其實都顯示了，在過去幾千年來，小麥一直是人類冬季飲食中促進健康的主食。

我必須要澄清，我並非是在倡導無時無刻地食用大量小麥。許多人不吃小麥才覺得比較舒服，因此選擇完全不吃麩質一點錯也沒有。我說的是食用小麥是足以達到有益健康的明確目的，所有食物皆是如此，重點是我們要吃到對的種類、對的分量，在對的時間食用，並且自己要有強健的消化力。在決定從飲食中永久剔除麩質之前，我們要確保自己並不是只是消除了病徵原因，卻沒有針對虛弱的消化力的問題核心對症下藥，因而可能危害到自己未來的健康。大家不要忘記，食物之所以含有麩質並不是大自然的偶然結果，畢竟人類食用小麥已有幾百萬年之久，而其中是有著充分理由的。接下來，就讓我們一同探索具有說服力的現代科學，證實小麥對健康有著不為人知的好處。

- **無麩質科學**：遠古人類甚少或不曾將小麥或穀物納入飲食的一部分。
- **聰明吃小麥！科學**：人類祖先不只是狩獵，也會採集食物。他們沒有冰箱，也沒有從世界各地進口的花俏食物。大自然有什麼，他們就照著時節吃什麼。不同的季節裡，人類祖先所集結的大自然的賜與，其中包括了穀物、根莖、蔬果和其他澱粉類食物以作為主食。早期人類食用小麥等含麩質的植物已經有幾百萬年之久，如同我先前提過的證據，就曾發現過三萬年前以穀物做成的麵粉；此外，當人類於一萬年前進入農業的新石器時期之後，麵包和麥片就成為廣泛流行的主要飲食。就長久歷史來看，我們不僅可以細數出小麥作為主要飲食的漫長紀錄，多數研究也顯示，富含蔬果和穀物的植物性飲食，含麩質在內，可以降低罹患慢性疾病的風險。

- **無麩質科學**：無麩質飲食可以強化免疫系統和腸道健康。
- **聰明吃小麥！科學**：根據近來一份以十名健康成人所做的研究，參與者實行了一個月的無麩質飲食，結果卻發現腸道裡的益菌減少但壞菌增加，免疫系統的運作也有明顯變弱的狀況。而這是因為小麥等穀物裡的纖維和碳水化合物可以餵養腸道裡「提升免疫力」的健康微生物。將麩質從飲食中移除，實際上反而會擾亂了腸道微妙的微生物環境，而這樣的環境可能是食用小麥幾百萬年之後的結果。
- **無麩質科學**：食用麩質會導致體重增加和肥胖的情況。
- **聰明吃小麥！科學**：根據美國醫學機構梅約診所（Mayo Clinic）的麩質專家喬瑟夫・莫瑞醫師（Joseph Murray, MD）的看法，並沒有證據顯示無麩質飲食會有減重效果。莫瑞解釋，一般而言，大多數採用無麩質飲食的人就只是往往不會吃太多，因此都會出現體重減輕的情況。美國哈佛醫學院和布萊根婦女醫院（Brigham and Women's Hospital）曾進行過另一份研究，成果發表在《美國臨床營養學期刊》（*American Journal of Clinical Nutrition*），相較於食用較少全穀物的婦女，這個研究發現食用較多全穀物的婦女的體重要來得輕；而比起食用較精緻穀類製品的人來說，直接從穀物攝取較多纖維的人，其中百分之四十九的人比較不易增加體重。

此外，世界上許多最健康的文化都是採用碳水化合物為主的飲食，包括非洲坦尚尼亞中北部以狩獵和採集為食的哈扎人（Hadza）、中美洲巴拿馬的庫納人（Kuna）、太平洋島嶼的基塔瓦人（Kitava）、巴布亞紐幾內亞的特基山塔人（Tukisenta）、日本琉球人（Okinawans）和希臘人。這些文化之中，有一些的飲食有高達百分之六十九，甚至是百分之九十都是碳水化合物，可是人們都結實精瘦，幾乎沒有所謂的神經失調或其他現代慢性疾病。許多其他研究也發現，食用較多的全穀物（包括含有麩質的穀物）會降低身體質量指數（body mass index, BMI）。

- **無麩質科學**：低穀物或無穀物飲食會延年益壽。
- **聰明吃小麥！科學**：實際上，採用富含全穀物的飲食，其中包括含麩質的全穀物，已經證實足以讓人們保持健康而延長總壽命和心血管壽命。但是不僅如此而已，許多研究還發現低碳水化合物飲食反而會減短壽命，並增加如心血管疾病和癌症等身體失衡的風險。
- **無麩質科學**：由於麩質和碳水化合物與阿茲海默症和失智症有關，因此多納入高脂肪、高蛋白質和低碳水化合物的飲食反而比較健康。
- **聰明吃小麥！科學**：以此論點為基礎的研究認為，高葡萄糖濃度（非指小麥）是失智症的風險因素，即使是沒有糖尿病的人也是如此。這個研究同時指出，其實糖才跟阿茲海默症和失智症有關，而不是如同許多無麩質飲食專家宣稱是小麥或穀物的關係。

毫無疑問，小麥加工製品確實有其問題，但是卻不該因此暗示小麥與阿茲海默症和失智症有關聯，而這個論點背後的科學表示糖才是風險因子。

再者，地中海飲食和得舒飲食（Dietary Approaches to Stop Hypertension，抗高血壓飲食療法，DASH）都含有大量的全穀物，包括了麩質、碳水化合物、乳製品和水果，這兩種飲食都經過科學證明可以降低罹患阿茲海默症和失智症的風險。

- **無麩質科學：**食用麩質會破壞排便規律和消化健康。
- **聰明吃小麥！科學：**全穀物含有豐富纖維，而有增積劑功效的纖維有助於將廢棄物排出體外，不僅能夠加快廢棄物通過腸道的時間，同時也不會讓身體出現如有害健康的難受便祕情況。有份研究也發現高纖維小麥食物能夠增加百分之三十三到百分之三十六的便量。大家都知道纖維可以促進腸道蠕動的健康和規律，未經人工精製過的小麥正是纖維的極佳來源。
- **無麩質科學：**穀物裡的植酸能夠與礦物質結合，抑制礦物質的吸收，而讓體內的礦物質不足。穀物的植酸也會使得消化酶減少，減弱人體良好的消化力，因此也被認為是抗營養素。
- **聰明吃小麥！科學：**植酸不具毒性，而且實際上有益健康。植酸含有強力的抗氧化劑，同時經證實能夠降低血糖濃度、膽固醇、胰島素、三酸甘油脂和身體發炎情況。

有研究也主張，植酸能夠幫助降低癌症、心臟疾病、肥胖、帕金森氏症、糖尿病、腎結石的形成，以及其他慢性疾病的罹患機率，同時也能夠支持免疫系統。根據醫學專業人員的說法，消化道裡的細菌可以安全地代謝掉多餘的膳食植酸。耐人尋味的是，孩童若是攝取高量全穀物及其相關植酸，其罹患氣喘的機率會下降百分之五十四。本書第七章也會提到，老麵麵包和經過如浸泡、發芽和發酵等傳統工法處理過的穀物會增加植酸酶活性，如此一來即可為有敏感性消化系統的人分解掉植酸。

- **無麩質科學：**低碳水化合物飲食有助於心血管的健康。
- **聰明吃小麥！科學：**在短時間之內，人們或許不需要攝取足夠的碳水化合物而不會傷害到心血管的健康。然而，許多研究都指出，全穀物飲食（就是含有足夠複合性碳水化合物食物的飲食）對心血管健康是有著極大助益。

有份刊登於《美國心臟學期刊》（*American Heart Journal*）的研究發現，更年期婦女每週食用至少六份全穀物，結果延緩了動脈粥樣硬化和動脈狹窄的惡化，這兩種病症對身體的循環通路有負面影響。

全穀物經發現富含木酚素（Lignan），這種植物營養素也可以防範心臟疾病的發生。在另外一份研究中，參與者每日早餐都食用一碗全穀物麥片粥，結果其心臟衰竭的風險降低了百分之二十九，故從全穀物攝取高纖維等同有了健康的心臟和循環系統。

- **無麩質科學：**麩質和碳水化合物會增加罹患乳癌的風險。
- **聰明吃小麥！科學：**根據《國際流行病學期刊》（*International Journal of Epidemiology*）出版的一份研究揭示，從全穀物攝取多數纖維的停經前婦女，其罹患乳癌的風險可以大幅降低百分之四十一。

另一個針對更年期婦女所做的研究中，相較於吃最少量纖維的婦女，自穀物攝取多數纖維的婦女可降低百分之五十罹患乳癌的風險。此外，全穀物也被發現含有高量苯酚（phenols）和木酚素，分別可以防範如大腸癌和乳癌等癌症。

- **無麩質科學：**糖尿病與食用麩質有關。
- **聰明吃小麥！科學：**近來的一份研究指出，相較於自穀物食用最少量纖維的群組來說，自穀物攝取多數纖維的人出現與糖尿病相關的代謝症候群的機率會降低百分之三十八。富含全穀物的飲食同樣經過科學證明，有助於降低第二型糖尿病百分之三十一的罹患風險。

倘若小麥或麩質與血糖問題無關的話，那麼問題必然是出在我們多數下肚的是精緻小麥粉和加工處理過且受汙染的小麥，而許多研究都反覆證實粗製全麥對血糖有益。

- **無麩質科學：**憂鬱症與食用麩質有關。
- **聰明吃小麥！科學：**富含植物的地中海飲食（包括全穀物在內）以及全麥穀物的攝取，都被認為是防止憂鬱症的理想飲食。所謂「麩質相關的憂鬱症」的真正罪魁禍首，或許是因為過度食用高度加工的精製白麵粉製品而造成引流大腦的淋巴管堵塞。消化不完全的麩質是會由腸子進入淋巴而造成淋巴的阻塞。

最近的研究發現，腦內的淋巴管一旦出現堵塞就會引起憂鬱症，然而即便是最近還有研究人員認為大腦內並沒有淋巴。現在，我們了解了堵塞的腦部淋巴與許多的心理問題和發炎狀況都有關係，我們會在第四章和第九章讀到，未消化的麩質可能會從腸道漏出而引發與麩質相關的多數症狀。

- **無麩質科學：**自閉症的病徵惡化與麩質有關。
- **聰明吃小麥！科學：**根據一些研究，麩質其實對自閉症患者沒有任何影響，因此也不會讓他們的症狀惡化。其他的研究則發現麩質只會對有些而不是所有的自閉症患者有影響，這意味著自閉症光譜中的不同次群體對麩質的反應不同。
- **無麩質科學：**思覺失調症與麩質有關。
- **聰明吃小麥！科學：**實際上，研究顯示麩質對思覺失調患者在統計數字上並沒有顯著的影響。例如，有份研究就指出，與食用安慰劑的群組相較，食用麩質的思覺失調患者並沒有在臨床狀態或可測量發炎反應方面有任何退步的情況。
- **無麩質科學：**焦慮加劇與麩質有關。
- **聰明吃小麥！科學：**食用全穀物，其包含了有麩質的全穀物，其實有助於防止焦慮。事實上，換吃有充足全穀物的地中海飲食也經證實對於整體情緒有正面的影響。
- **無麩質科學：**關節炎與食用麩質有關。
- **聰明吃小麥！科學：**研究揭示健康飲食中的全穀物可以預防跟關節炎有關的痛風，舉例來說，各種研究都指出富含穀物的地中海飲食對於關節發炎可以產生抗炎反應。

再者，全麥產品是甜菜鹼（betaine）的極佳來源，這種化合物可以舒緩身體發炎的症狀。

- **無麩質科學：**麩質會造成不孕。
- **聰明吃小麥！科學：**一份研究指出，若是採行富含穀物的地中海飲食，有助於接受體外人工受精或是精子細胞漿內注射治療的夫婦受孕。另一份研究也指出，患有乳糜瀉（一種極端的麩質敏感病症）的婦女跟其他婦女在生育能力上沒有不同。新的研究已經發現存在著流入生殖系統的淋巴管。雖然我尚未看到有科學研究把淋巴阻塞連結到不孕症，然而合乎情理的是，倘若阻塞的淋巴管無法適當地引流生殖系統，這可能會讓想要受孕的夫婦的情況更複雜。這些淋巴結構是新的發現，至於淋巴的功能以及其和不孕的關係，就還需要等上一段時間才能完全明瞭。

依舊對於麩質感到困惑嗎？

對於正為麩質敏感症狀所折磨的人們來說，我完全理解他們讀到這些關於麩質益處的研究會有多麼洩氣。你可能依然相信麩質是不健康的食物，我也相信不吃麩質、乳製品和其他難以消化食物之後，你的確通常會感覺好多了，而且還會甩掉一些不想要的體重。

顯然可見，這項爭議的雙方都有科學證據支持，對此我再次重申，我的目的絕非是要強迫人們再度食用小麥或乳製品。不過，倘若人們出現小麥和乳製品敏感症狀是因為消化系統虛弱不振的話，為了長久的健康著想，一定要根治這種虛弱的情況。但只是從飲食中去除這些食物，卻沒有矯正消化系統的虛弱狀況，就可能會在未來引起一連串的健康問題。

麩質和乳製品不耐症的廣泛誤診

食物敏感的主要問題是，人們相繼被誤診是對麩質、乳製品和其他食物過敏，因而不必要地一輩子實行限制性飲食。

多年來，我一直對過敏的檢測方法深感懷疑，這是因為我時常看到求診的病人帶著被告知要終身避免的一長串食物名單。六個月之後，相同的過敏檢測卻又列出了一份病人不能碰的過敏反應食物的新名單。這些病人只得向我求助，希望我能讓他們對所謂的「過敏」食物不要有過度反應，其中部分原因不外乎是，若是按照過敏檢測結果的話，這些病人都快要沒有東西可以吃了。

根據發表在《兒科期刊》（*Journal of Pediatrics*）的一份研究指出，皮膚點刺過敏檢測（skin-prick tests）是非常不準確的方法。該研究觀察了一百二十五名一歲到九歲的兒童，這些兒童都經由皮膚點刺免疫球蛋白E（immunoglobulin E）檢測診斷出有食物過敏，檢測方法就是把懷疑是過敏源的食物的蛋白質用針刮刺皮膚（如果皮膚有腫起或發疹就是有過敏）。該研究的研究人員追蹤這些兒童並施予食物誘發測試，也就是對某種食物進行直接反應測試，而不是進行皮膚點刺過敏測試，得到的結果令人驚訝。當攝取了真正的食物，百分之九十三的兒童竟然對於那些被囑咐一輩子都不能碰的食物都沒有過敏反應。

過去時常用皮膚測試來診斷麩質不耐症，但是有份科學研究揭示其檢測結果超過百分之六十五是不準確的！其他研究也指出，大約有百分之五十到百分之六十的機率，即便是對測試自己容忍度的食物沒有過敏症狀，但是皮膚點刺檢測卻會呈陽性反應。除此之外，許多診斷出有乳糜瀉基因的人根本還沒有出現任何病徵，不要吃小麥的囑咐卻已經如排山倒海般地湧來，而這類的研究凸顯出了被診斷出有麩質不耐症但根本沒有是大有人在。

同樣地，診斷乳製品和乳糖不耐症也是困難重重。雖然乳糖吸收不良可以藉由乳糖耐量血液檢測、空腸切片檢查、氫氣吹氣試驗來加以測量，但是是否真患有不耐症，唯有以對含有乳糖的食物的反應才能加以判斷，然而情況卻更加複雜，這是因為人們通常不會有立即反應，如此一來就可能發生乳糖不耐症誤診的情形。

以下章節說明

許多醫師已經習慣只告訴病人不要食用小麥或乳製品來紓解病徵，卻不會深究造成病人出現麩質或乳製品不耐症的成因。本書的第二部分將會直搗問題的根源，提供方法來讓讀者療癒過度敏感和失衡的腸道內皮，進而重啟消化力，而在第三章，我將會討論關於乳製品的兩種不同的科學說法。

3 乳製品：食物與藥物

乳製品的遭遇跟麩質很像，都被人妖魔化成一種「忌諱」或「不好」的食物；許多人抱怨乳製品引起了腸氣、腹脹、便祕、體重增加、關節疼痛、腦霧和倦怠，情況就跟麩質一樣。

有些研究認為，乳製品與所有上述身體不適的成因和（或）惡化有連帶關係，而且不僅於此。相反地，其他研究卻提出了令人信服的調查，指出乳製品有許多健康益處，推崇乳製品是獲得最佳健康不可或缺的食物。正因為雙方陣營引述了相互矛盾的研究資料，所以我們至少可以說，乳製品所衍生的爭議實在讓人感到極度困惑。

許多人不再食用乳製品之後，確實感覺到好多了，這是不吃乳製品的充分理由。可是請牢記在心，如同之前關於麩質的討論，為了舒緩消化問題的症狀而避免乳製品，反而通常掩蓋了日後會損傷健康的更深層的消化問題。

正因如此，首先就讓我們一同探索乳製品的多樣世界，闡明一些使人困惑的問題，並跟大家說明一個再簡單不過的方法來解決消化乳製品時所引發的症狀。如同已經知道的關於麩質的研究，我們總是可以看到一體兩面的不同說法。因此，在譴責乳製品是壞東西或是毒素之前，讓我們理解乳製品研究的各個層面，而這樣的教育知識正是讓我們能夠做出最睿智且最健康選擇的關鍵。

由於缺乏冰箱和只有有限的保存技術，就像所有的食物一樣，人類祖先也是依照季節來攝取乳製品。牛隻在春季產下小牛，這段期間的牛乳都是要供給小牛飲用的。等到秋季時節，小牛就會長得夠大並有足夠脂肪去度過冬天，這就意味著有多餘的乳製品可以讓人類食用。寒冷的北歐冬天之所以能夠讓人居住，主要就是因為有牛、山羊和綿羊。牠們的乳奶傳統上都會做成乳酪和奶油來加以保存，現在依舊如此，人類因而有所依靠而能夠安然度過艱困的冬天。即使到了今日，大多數歐洲地區的居民依舊仰賴乳製品來滿足營養需求。

- **無乳製品科學：**許多健康專家宣告不吃乳製品要比食用乳製品來得較為健康。
- **聰明吃小麥！科學：**你知道這樣的研究之後或許會感到驚訝，食用乳製品其實可以防範中風、糖尿病、失智症、特定癌症、冠狀動脈心臟疾病、骨質疏鬆、血壓高現象、高血壓和體重過重等問題，而且比起不攝取乳製品的人來說，食用乳製品的人在整體健康上較有優勢。乳製品同時也是鈣質的重要食物來源，而有足夠的鈣質對人體健康是必需的。
- **無乳製品科學：**研究指出乳製品會造成體重增加。
- **聰明吃小麥！科學：**實際上，許多研究都顯示乳製品有助於健康減重，並且降低BMI指數。例如，根據一份研究報告，對於參加二十週生活方式改變計畫的過重成人來說，多攝取乳製品反而被發現是體重減輕的主要因素。

- **無乳製品科學：**研究的結論指出乳製品會引起發炎和加劇關節疼痛。
- **聰明吃小麥！科學：**根據科學研究，乳製品可以降低罹患跟關節炎有關的痛風的風險。
- **無乳製品科學：**某些資料主張乳製品會引起腦霧[165]。
- **聰明吃小麥！科學：**一些研究其實已經證實，增加牛奶和乳製品攝取量，尤其是低脂牛奶和乳製品，可以降低罹患阿茲海默症、失智症和認知功能退化的風險。
- **無乳製品科學：**乳製品會造成有黏液和阻塞的情形[168]。
- **聰明吃小麥！科學：**事實上，研究顯示食用乳製品並不會讓人體增加黏液。在一項以喝牛奶的人為對象的研究中，相較於不相信牛奶會誘增黏液的人，相信這個理論的人真的就出現更多的阻塞病徵，這也證實了安慰劑與個人心志對於事實的強大影響力。而在另一份研究中，飲用假牛奶的安慰劑組舉報的阻塞症狀，跟飲用真牛奶的人舉報的一樣多。

然而，話說回來，我在看診時最常見的病徵就是阻塞狀況，似乎與乳製品有關，且讓我們再深入探討一下。根據印度阿育吠陀醫學的說法，乳製品的確會造成些許阻塞狀況。乳製品被認為是厚實食物，意指著其具有濕潤阻塞的特質，有助身體在如秋冬的乾冷月分保持潤滑兼具阻絕的效果。

倘若你食用乳製品會發生過度阻塞的問題，很有可能的是，你食用過度、吃到經過強力處理過（如以超高溫殺菌〔ultra-pasteurized〕）的乳製品、食用的季節不對，或是腸道已經發炎而自體產生過多黏液和阻塞情況。

遇到這樣的情形，我們一定要按照我在本書第二部分的說明來重啟身體的消化和腸道健康。若是擁有最佳運作的消化系統，當外界氣候乾冷的時候，乳製品就能誘使人體產生完美平衡的黏液量，而這有助於身體維持平衡。

- **無乳製品科學**：反乳製品運動人士主張人類老祖宗從不食用乳製品。
- **聰明吃小麥！科學**：科學家發掘到含有牛奶有機殘餘的陶器碎片，是遺留自西元前七千年前的古代近東和東南歐的地區，這也是至今人類使用牛奶的最早直接證據。在另一份研究中，研究人員則是發現了從新石器時期的骨骼所提取出來的DNA證據，證明了西元前五千五百年的北歐人會飲用牛奶，似乎表明我們的祖先其實真的有吃乳製品。不僅如此，在英格蘭發現了可追溯到西元前四千五百年含有奶類副產品的陶土容器，這一發現表示了先民們可能不是直接食用乳製品，而是製成其他形式的乳製品。這些研究都指出，人類使用乳製品的時間已經非常久遠，乳製品對人類來說並不是一種新的食物類。
- 現今，將近百分之九十五的北歐人帶有產生乳糖酶的基因，而這種酶可以幫助消化乳製品中的乳糖。根據專家的說法，這種基因的演化稱為「乳糖酶持久性」（lactase persistence），提供了早期北歐人巨大的生存優勢。由於乳糖酶持久性在基因上具有優勢，因此很快就散播和演化。

- 不過，假如你的老祖宗並非居住在七千五百年前的北歐，而是居住在東亞或東南亞的先民，他們可能不太常食用乳製品，這或許使得現在的你被認定患有乳糖不耐症。但是大可放心，我們對此事是有解方的！這個解方已經行之幾千年之久——那就是乳酪。請參見以下的理由說明。

- **無乳製品科學：**被診斷出有乳糖不耐症的人要嚴格避免食用所有乳製品。

- **聰明吃小麥！科學：**首先，讓我們談論一下乳糖不耐症。通常食用或飲用含有乳糖的食物三十分鐘之後，乳糖不耐症的跡象和症狀即會開始出現。常見跡象和症狀包括反胃、鼻塞、腹部痙攣、腹脹、腸氣和腹瀉。

> 這裡要說一下好消息：根據許多專家的說法，有乳糖不耐症的人依舊可以享受一些無乳糖的天然乳製品。在乳酪的製造過程中，尤其是鄉村乳酪，乳糖會轉化成人體較易消化的乳酸。因此，即使你認定自己有乳糖不耐症，應該還是可以吃乳酪。

- 現在，美國已經允許合法販售經過至少三個月的熟化過程的生乳酪。在這段三個月的期間，非巴式殺菌的生乳酪之中的微生物會把乳糖當作主要燃料而加以吞噬，進而使得熟化的生乳酪大多不含乳糖。這個過程同時也預先消化掉乳製品中公認難以消化的酪蛋白。鮮奶油和奶油不含乳糖，就好好享用吧！優格裡的乳糖大多會轉化成乳酸，因而多數人都能夠食用。然而，脫脂牛奶依舊含有乳糖，對於患有乳糖不耐症的人並不是很好的選擇。

- **無乳製品科學：**乳製品是鈣質的良好來源，而鈣質正是強健骨骼所需要的東西。
- **聰明吃小麥！科學：**鈣質對強健的骨骼很重要，但是鈣質吸收的最大因素，實際上跟是否攝取足量的維生素D_3有關，而且這種維生素可以將膳食鈣質從腸道帶入血液。人們主要是從陽光或補充品中來吸收維生素D_3，牛奶的鮮奶油部分是維生素D_3的良好來源，同時也有其他重要的脂溶性維生素A、E和K。不幸的是，這些維生素在巴式殺菌和均質處理過程中會遭到破壞，結果就是強化了牛奶中的合成維生素A、D_2（不是D_3）和鈣質。

> 高達百分之七十八的美國人都有缺乏維生素D_3的狀況，這種慢性維生素D_3缺乏症會導致缺乏鈣質，進而可能與骨質密度的問題有關。一般來說，單靠奶品並無法提供足夠的維生素D_3，也就無法讓這種維生素優化對身體的益處。我強烈建議要在冬季時補充維生素D_3，並在夏天日間經常曬太陽，但要在合理健康的限度以內而避免曬傷，以便擁有最佳健康和強健骨骼。

- **無乳製品科學：**巴式殺菌和超高溫殺菌是奶類加工的黃金準則。
- **聰明吃小麥！科學：**巴式殺菌是備受爭議的議題，而且可能令人十分費解。巴式殺菌是一種加熱奶品的過程，目的是要消滅飲食傳播的細菌、微生物和病原。雖然巴式殺菌在奶品農場衛生不佳的時代確實拯救了性命，但是現在有許多人認為這個處理過程值得商榷，尤其是為了延長保存期限和提高淨利率的超高溫殺菌奶品加工法，奶品並不會因此而比較健康安全。

- 為了消滅壞菌，也把好菌殺掉了，連帶也消滅了身體極為需要的酶，而酶是用來分解難以消化的蛋白質和脂肪，以及傳送維生素和礦物質。像是威斯頓普林斯基金會（Weston Price Foundation）等生奶倡議單位，認為巴式殺菌過程與鼻塞、心臟健康問題、循環、膽固醇及其他更多問題相關。

你可能在奶品包裝標籤上看到以下三種殺菌方式：

超高溫殺菌（Ultra-Pasteurized）

- 將牛奶加熱至一百五十度C數秒。
- 保存期限一個月至二個月。
- 殺掉所有東西。
- 避免飲用。

巴式殺菌（Pasteurized）

- 傳統處理方式：將牛奶加熱至七十一度C五秒至二十秒。

- 保存期限二週至三週。
- 保留了一些好菌。
- 請試著避免飲用。

大槽巴式殺菌（Vat-Pasteurized）

- 將牛奶加熱至五十七度C二十分鐘。
- 保存期限七天至十天。奶品仍有活性！
- 保留了好菌和許多酶。
- 這是最好的商業奶品選擇，也是本人推薦的乳製品。

大槽巴式殺菌正成為比較普遍的處理方法，這種加工法的產品有保證，由於加熱溫度相對之下較低，因此不僅沒有壞菌，同時還保留下許多酶和好菌。

雖然美國有機山谷（Organic Valley）的許多奶製品都是經過超高溫加工處理而應該不要食用，不過該公司還是有供應一種名為「草飼牛奶」（Grassmilk）的產品，這是以牧草餵食、帶有乳脂、非均質化和巴氏殺菌加工處理過的全脂牛奶。卡羅納超級自然品牌（Kalona Supernatural）出產以大槽巴式殺菌和非均質化處理的產品，於天然食品市場多有販售，也配銷全美國。現在市面上也出現了許多類似的產品，不難在當地的天然食品商店尋得。

有乳製品不耐症嗎？試試大槽巴式殺菌乳製品

在傳統「瞬間」高溫殺菌的過程中，以高溫急速地加熱乳製品當然可以達滅菌之效，但是同時卻損壞了酪蛋白，乳製品就變得難以消化。然而，根據印度阿育吠陀醫學，緩慢地加溫殺菌奶品到要開始沸騰的狀態，如此可以殺掉細菌和病原，然而卻能保留住好菌和酶。這樣的處理方式是大槽巴式殺菌的古老形式，有助於分解巴氏殺菌的商業奶品中損壞的酪蛋白。倘若你購買了巴氏殺菌的奶品，而且飲用後老是出現消化問題的話，那就自行緩慢加熱至要沸騰，靜置冷卻之後再飲用，看看這樣有沒有好消化一點。

我有許多病人都說自己多年來一直為乳製品不耐症所苦，可是他們一試食大槽巴式殺菌奶品卻都可以包容，一點問題也沒有。就像小麥一樣，奶品本身常常沒有問題，有問題的其實是處理的過程。

祕訣

不吃超高溫殺菌的奶品。假如買了巴氏殺菌奶品的話，請以阿育吠陀的方式加熱飲用。記得要買大槽巴式殺菌的奶品，或者更好的是能選購合法的生乳製品。也請緩慢加熱生乳製品，讓身體能夠最好消化。

- **無乳製品科學**：脫脂奶的熱量較低，因此是最好的選擇。
- **聰明吃小麥！科學**：這種說法說對但也不對。將奶品脫去脂肪來做成較低熱量的飲品，這樣的飲品反而含有較多蛋白質和礦物質而更難消化。脫脂奶並沒有如同存在於全脂奶中的脂肪，可是脂肪能夠建立和平衡神經系統，並且能夠直接攜帶鈣質和脂溶性維生素A、D_3、E和K到細胞。不過，話雖如此，脫脂奶卻可能是毒性較低的選擇……原因請待下文分曉。

- **無乳製品科學：**並不值得為有機乳製品多付費。
- **聰明吃小麥！科學：**非有機乳製品的問題就是，我們的環境中的化學物質、荷爾蒙和毒素一般來說皆是脂溶性。由於奶品位處食物鏈上端，毒素因此經由餵食而進入奶品並存於乳脂之中。想要避免從奶品食入過多的抗生素、生長荷爾蒙和殺蟲劑，唯一的方法就是購買有機的奶品，這是因為這些奶品不含有這些脂溶性的化學物質。如果必須飲用非有機奶品的話，比方說到咖啡館的時候，那就選擇脫脂乳。沒錯，儘管脫脂乳比較不好消化，但是實質上卻不含脂肪，因此也沒有全脂乳或低脂乳可能含有的荷爾蒙、抗生素和殺蟲劑。
- **無乳製品科學：**均質化是奶品處理的一種方式，可以延長奶品的保存期限，並讓奶品更好消化。
- **聰明吃小麥！科學：**就阿育吠陀醫學及許多研究者的觀點而言，均質化過程其實會使得奶品的脂肪變得無法消化。脂肪（乳脂）分子被擠入相當小的過濾器以便使其均質化，也就是變得跟奶品的其他分子「一樣」，而這種均質化脂肪對人體來說卻是異質分子。這種分子通常不經消化就通過弱化的腸道黏膜而形成異質軟泥，並且會沾黏在淋巴和血管的內壁上。有些研究人員相信這個過程會讓一種名叫黃嘌呤氧化酶（xanthine oxidase）的有毒的酶進入血液，進而損壞動脈壁。這種自由基造成的動脈損害會促使疤痕組織形成，膳食脂肪就可能累積在疤痕中而改變動脈流動，進而影響人體健康。

- **無乳製品科學：**飲用奶品會引起腹脹，而腹脹是乳糖不耐症的跡象。
- **聰明吃小麥！科學：**或許你對超市裡標示為「奶品」的白色飲料有不耐症。然而，要買奶品的話，市面上肯定有比較健康的奶品。

商店販售的奶品多數是均質化的產品，然而最好的奶品是大槽巴式殺菌且未均質化的產品。另外一種非均質化的乳製品是濃泡沫鮮奶油（heavy whipping cream）。在濃泡沫鮮奶油的製作過程中，會從乳奶中脫離出乳脂且不經過均質化處理。要選有機產品，請記得前面提過乳脂的脂肪是脂溶性毒素的載體，可能會找到管道進入人體的脂肪細胞或囤積在腦部而影響我們的健康。假如買不到未均質化的大槽巴式殺菌的有機奶品，但是買得到有機的濃鮮乳脂的話，不妨自己嘗試加水來調製「乳奶」。

以往人們飲用乳奶的習慣，從來就不像現代西方人一樣是用大玻璃杯盛著喝。由於乳奶含有豐富的酪蛋白（一種不好消化的蛋白質）和乳糖，傳統上能夠分離出其中的乳脂。乳脂不是經過劇烈攪動做成奶油，不然就是以生乳脂的形式為人們食用，或是留待稍後烹煮湯品。脫脂奶會做成乳酪或優格，其內所含的蛋白質和乳糖會在發酵過程變得較好消化。要是需要乳奶的話，只要加點水稀釋一下乳脂即可調製出濃稠適中的乳奶。對於這些傳統調製的食物來說，乳脂直接提供了健康的脂肪、維生素A、D、E和K，以及一些礦物質；乳酪則是一種好消化的富含蛋白質和礦物質的乳製品。

發酵的魔效

有趣的是，只有西方人會經常飲用天然或未發酵的奶品。傳統上，一般都是用乳酸發酵來發酵奶品以便加以保存，奶品也因而更好消化。

過去，製成乳酪和優格是為了幫助人們在冬季時節保存乳製品，附帶好處就是這種發酵的奶品也比較容易消化。奶品發酵期間，發酸的奶品會繁殖出可以製造乳酸的乳桿菌微生物，不僅可以保存奶品，同時也會抑制腐敗細菌的生長。乳桿菌可以幫助分解乳製品中的乳糖，自身同時也能獲取養分，這種乳桿菌也能分解酪蛋白。

牛奶富含酪蛋白，它是一種難以消化的蛋白質，但是人類母乳的酪蛋白含量就沒有這麼高。發酵過程實際上可以把酪蛋白分解成容易消化的胺基酸成分，有份報告就指出，優格所含的蛋白質的消化速度比未經發酵的奶品快一倍。乳酪、克菲爾酸奶（kefir）、優格和發酵酪乳都有天然益生菌，可以餵養腸道裡健康且多元的微生物菌株。請考慮每天攝取少量的這些經過發酵的有機乳製品，而且最好是大槽巴式殺菌處理過的成品。

特別要提的是，優格是相當有益健康的食物。在印度，若是沒有加入一小塊凝乳或不調味的原味優格來平衡餐點的話，這一道餐點就不算完成。如今，這樣的古老智慧也在醫學社群中越來越受到歡迎。

根據美國國家衛生研究院（National Institutes of Health, NIH）資助的一份整合分析，每日一份優格跟減少百分之十七到十八的第二型糖尿病罹患風險是有所關聯的。胡丙長博士（Frank Hu, PhD.）是美國哈佛大學的研究學者，他彙整了三份測量二十八萬九千名專業人士的飲食和生活型態的大型研究，其中約有一萬五千名人士罹患第二型糖尿病，結果發現低脂或全脂飲食對第二型糖尿病罹患風險並沒有可量測出來的影響，然而優格卻有，那就是只要每天食用一份優格，就可以降低百分之十七的第二型糖尿病的罹患風險。

優格和如拉西（lassi，即優格加水）的優格飲品，以及克菲爾酸奶，之所以公認有益消化，原因就在於其具有暖和身體的性質。當然，這樣的特質在每一絲溫暖都顯得彌足珍貴的寒冬時刻特別為人所珍惜。

祕訣

請慎防在商販優格中的添加糖。最好是購買有機的原味優格，再自行添加水果或少量的有機楓糖漿。

- **無乳製品科學：**好幾百萬美金都花在致力探討如印度酥油（ghee）和奶油等飽和脂肪有害心臟健康的研究上面。

- **聰明吃小麥！科學：**你現在大概都聽過，只要提到肉和乳製品的時候，牧草餵食比飼料餵食的要來得好。這麼說吧，其中的差別可能會讓人嚇一跳！

跟一般飼料餵食的牛隻相較，沒有餵食添加物而在草地牧場上放牧的牛隻，其乳脂肪中所含的共軛亞麻油酸（conjugated linoleic acid, CLA）是五倍之多的巨大差異。

由於印度酥油是來自牧場放牧的草飼牛隻，是世界上ＣＬＡ含量最高的來源之一。ＣＬＡ有許多的健康好處，包括了增進免疫力、支持健康肝臟的運作、增加骨質密度、增進葡萄糖新陳代謝、最佳體重控制、維持心血管健康和促進抗氧化活性。

ＣＬＡ記載最多的好處或許就是可以幫助身體燃燒脂肪和減輕體重，而脂肪和體重卻是乳製品所造成的結果。為數眾多的研究都指出，不論是短期或長期（一年）攝取ＣＬＡ，都可以大大降低身體的脂肪質量指數。

印度酥油：有著驚人益處的飽和脂肪

印度酥油是阿育吠陀療法的珍寶。這是一種細緻芳香的飽和脂肪，室溫下呈現固態，溫熱後就會融化成液體。印度酥油是把無鹽奶油中煮沸去除掉乳奶中的固態物（酪蛋白、乳清和乳糖），之後留下的就是一種相當獨特的有益心臟健康的脂肪酸混合物。

還是擔心飽和脂肪嗎？過去三十年的多數科學研究都說飽和脂肪對人體有害，但是這種說法其實是有瑕疵的。就一般「總膽固醇」方面來看，我們現在知道膽固醇對人體其實是有益的。其實真正決定心血管風險的是好的高密度脂蛋白（HDL）和壞的低密度脂蛋白（LDL）的粒子濃度，再加上三酸甘油脂（triglycerides）的含量多寡。如同科學整合分析所示，一份又一份的研究都反駁了印度酥油等健康的飽和脂肪與心血管問題有關係的主張。

印度酥油是世上最好的食用油！印度酥油是食用油中燃點最高的一種（約三百五十二度C），不會因為高溫烹調而產生自由基或氧化分子。

我們都把印度酥油當作一種食物，然而根據阿育吠陀，它其實是一種強大的藥物。印度酥油富含有益心臟、大腦和皮膚的omega-3和omega-9必需脂肪酸，此外，還有脂溶性維生素A、D、E和K、礦物質，以及至少九種酚類抗氧化劑，都可增進人體健康並有助於預防疾病。

印度酥油也被用來為脂溶性毒素解毒，透過使用一種「親脂性介導」的解毒程序，就是攝取這種好脂肪的印度酥油，藉以拉出（解毒）或螯合體內的壞脂肪或脂溶性毒素。

註記：我在第十二章收錄了一份使用印度酥油的四天期「短期居家淨化法」（Short Home Cleanse），即是這種施行了幾千年的親脂性介導解毒實證實踐。

奶油回歸了！

奶油（butter）的英文名稱是來自名叫酪酸（butyric acid）的脂肪酸，印度酥油則是濃縮奶油，可說是世上最出名的酪酸的食物來源。酪酸是結腸細胞的主要燃料，也可以提升免疫力、餵養好的微生物，益處多多。

原來，腸道裡有某些微生物需要來自小麥和其他含麩質穀物的碳水化合物和纖維，天生就能自行產生酪酸，這也難怪身體愛死了印度酥油！了解之後，我們每天吃的麵包和奶油是不是變得更美味了呢！

科學家已經發現腸道裡有一種微生物確實能夠自行生產酪酸。這種微生物是酪酸梭菌（Clostridium butyricum），亞洲自一九四〇年就開始將其當作益生菌，而此益生菌可以自然地存活於健康人體的小腸和大腸。研究發現，消化力不佳的人的腸道生產的酪酸較少。為了擁有最佳健康，多攝取些如印度酥油這樣的健康脂肪是很重要的。

酪酸的一些益處

- 幫助消化和維持胃腸黏膜的完整性
- 抑制壞菌在腸道滋長

- 干擾高毒性細菌的生長
- 幫助雷特氏B菌等益菌的生長
- 幫助排便功能和調整不正常的排便狀況
- 幫助調節腸道裡的水分和電解質濃度

根據一份研究報告，酪酸梭菌含量最高的來源是馬鈴薯皮、優格和鮮奶油，這讓人想起了印度酥油基本上就是沸煮去掉所有乳奶固態物質的鮮奶油脂肪酸。另一份研究則指出，印度酥油含有短鍊脂肪酸（酪酸），而這種脂肪酸可以促進發炎性腸道疾病的腸道黏膜健康及正常的排便功能。還有一份綜合研究則發現，腸道生產的酪酸所帶來的許多好處絕對不是僅止於腸道之內：

- 增加胰島素敏感性
- 調節好膽固醇和壞膽固醇的濃度以增進健康
- 提高能量生產和能量利用的效率
- 減少脂肪組織
- 降低飢餓感
- 增加人體的熱量消耗

如果你擔心自己可能患有乳糖不耐症，或者是難以消化乳製品的話，請進行以下的測驗！

進行乳製品測驗：

一、**用些許水稀釋有機濃泡沫鮮奶油，以此替代乳奶飲用**。如果飲用濃泡沫鮮奶油有問題的話，那就表示可能有脂肪新陳代謝的問題，或許肝臟和（或）膽囊有膽汁淤塞的狀況。請閱讀第五章來進一步了解膽囊與消化小麥和乳製品的關聯性。鮮奶油是百分之百的脂肪，不含乳糖或酪蛋白，是乳奶中不好消化的蛋白質。正因如此，倘若這樣會出現問題的話，你可能並沒有乳糖不耐症。

二、**飲用脫脂奶**。脫脂奶不含脂肪但有乳糖和酪蛋白，如果飲用後有問題的話，即可能患有乳糖不耐症或是消化力虛弱，這表示胃裡的鹽酸產量下降。

想要分解乳製品裡的酪蛋白需要強勁的胃酸，但是這是許多人所欠缺的。因此，胃裡缺乏鹽酸可能是造成乳製品不耐症的原因。

三、**食用乳酪**。當乳品做成乳酪之後，其乳糖就會轉化成乳酸，因此如果可以吃乳酪的話，問題所在可能並不是乳糖不耐症，而必定是來自乳製品的其他元凶，即脂肪或是酪蛋白，然而乳酪的酪蛋白含量大幅減少，這可推斷出是脂肪或是膽囊的健康出現了問題。

四、**試吃乳清乳酪**。如果你不能忍受以上任何一種東西，請試吃乳清乳酪。雖然這種產品在市面上不多見（百分之九十八的乳酪都會使用酪蛋白），不過乳清是更好消化的蛋白質。不要忘記母乳主要含有乳清蛋白，這種蛋白質因此是人體本就知道該如何消化的。

純正的義大利瑞可塔乳酪（ricotta）和挪威的傑托斯特棕色羊奶乳酪（Gjetost）、普納摩斯特乳酪（Prim-ost）與麥梭斯特乳酪（Mysost）都是乳清乳酪。

依據哈佛醫學院理查・格蘭德醫學博士（Richard Grand, MD）的研究，即使患有乳糖不耐症，腸道細菌還是可以學習生育新的嗜吃乳糖的細菌。如果你覺得自己有乳糖不耐症的話，請遵循以下的計畫。

幫助腸道微生物再度消化乳糖

一、以六週的期間，先是每天飲用一大匙的奶品，然後增加到每日一杯的分量。

二、最好是飲用非均質化、經過大槽巴式殺菌的有機奶品，這種未加工奶品更好消化。選購卡羅納品牌的奶品，或是大槽巴式殺菌、非均質化、牧草餵養的類似有機乳製品，現在的天然食品店都有販售。

三、這種將乳糖重新導入飲食的漸進方式可以讓腸道細菌慢慢適應，並使得腸道細菌最終能夠順利消化乳糖。

以下章節說明

問題並不在於小麥和乳製品引起了敏感相關的症狀，不要因此就讓這些食物從飲食中消失；人體的消化力降低和弱化才是此處更深沉的問題，這也是為何人體難以消化這些食物的原因。

我在第四章將深入說明淋巴的重要性，以及何以淋巴跟食用小麥和乳製品等不好消化的食物時所產生的症狀有關。

4 不是穀物，問題出在淋巴引流

瑪莉向我抱怨自己有持續偏頭痛、鼻竇壓迫得厲害、一陣陣的情緒焦慮和憂鬱、耳朵鳴叫且疼痛、全身起疹子、過敏，以及到處出現如感冒般的關節痠痛。瑪莉也終身有嚴重的消化問題，不斷交替出現便祕和腹瀉的狀況。

為了減輕自己的症狀，瑪莉開始改採無麩質飲食，情況有改善的時間大概是一個月。她後來只好把飲食中的麩質和乳製品通通去掉，這樣又好了近一個月的時間。接下來，除了奉行無麩質和無乳製品的飲食之外，瑪莉同時不再食用油膩油炸食物，狀況也因此好了一些。然而，經過一段時日之後，所有病徵都回來了。雖然瑪莉注意到自己感覺好了一點，但是所有病徵卻還是沒有減緩下來。

她注意到如肉類等油膩難消化的食物就像石頭般囤積在胃部之後，就開始吃素。素食確實有幫助，只是消化困擾卻依舊存在。她改吃純素食，到最後更開始完全只吃生食的素食飲食。這就是瑪莉為了讓自己消化良好並改善病徵，尋找完美飲食的過程。

瑪莉發現越輕淡的食物自己越好消化，也因此一度感覺比較好。她持續從飲食中刪除食物來讓自己感覺好一些，然而到了最後，這種治療病徵的飲食法卻忽視了問題根源，那就是虛弱的消化力和欠缺消化難消化食物的能力。

一旦人們失去消化這類食物的能力，結果就是出現瑪莉所經歷的病徵。當難消化的蛋白質和脂肪未經消化就跑到腸道成為該處的刺激物，進而滲入腸子附近的淋巴系統，身體的引流系統就會因此而阻塞。那些歸咎是小麥和乳製品敏感引發的頑劣病徵，其實都可以回溯到淋巴阻塞的問題。

從「可以吃」的清單上一一去除越來越多的食物，這並不能解決問題，目標應該是要對引發問題的根源對症下藥，那就是重啟消化力，讓麩質和酪蛋白得以消化完全，進而疏通造成「食物敏感」病徵的阻塞的淋巴系統。

讓我們談談淋巴

希臘名醫希波克拉底（Hippocrates, 460-377 BC）首次把身體的淋巴管描述為「白色血液」，並且從意思為汁液的希臘字「chylos」創出中譯為乳糜的新字「chyle」。乳糜是含有乳化脂肪和游離脂肪酸的奶狀液體，統稱為「淋巴液」，其於消化系統中形成，並被稱為乳糜管的專門淋巴管所吸收。蛋白質和脂肪會通過這些腸道內的乳糜管，穿過五百個以上的淋巴結而被一群白血球大軍加以淨化。就從這裡，蛋白質和脂肪會流到心臟而重新進入循環系統，最後變成細胞的營養，或是到肝臟進行最終處理。

根據阿育吠陀的觀點，淋巴阻塞與下列的病症息息相關，包括憂鬱、腦霧、偏頭痛、鼻竇壓迫、慢性皮膚疹、呼吸道和皮膚過敏、關節痛，以及如腸氣和腹脹等許多消化失衡的狀況。

淋巴阻塞的其他症狀

- 手指上的戒指變緊
- 早晨感到肌肉痠痛和（或）僵硬
- 感覺倦怠
- 眼睛浮腫
- 排水不良或水腫
- 皮膚癢
- 體重增加和小腹凸出
- 腺體腫脹
- 免疫力低下
- 經期來時胸部會感到腫脹或疼痛
- 皮膚乾燥
- 輕微發疹或長出痤瘡
- 超敏反應（hypersensitivity）

- 輕微頭痛
- 偶爾便祕、腹瀉和（或）糞便帶有黏液

如同上述的案例，瑪莉失去了消化某些食物的能力，尤其不能消化蛋白質和難以消化的脂肪。淋巴系統起始於布滿腸道的絨毛裡，這些指狀的小突起會吸收營養，而絨毛裡的淋巴乳糜管則會將腸道的蛋白質和脂肪吸收到人體的淋巴系統中。像是許多的脂溶性毒素和未消化蛋白質（麩質）等粒子，由於體積過大而無法被吸收進入血液，也會在這裡進入淋巴系統。淋巴系統是人體最大的循環系統，一旦失去淋巴系統，人類在二十四小時內就會死亡，可是西方科學卻才剛起步研究人體的淋巴機制。

淋巴系統的運作方式

不同於西方科學，阿育吠陀醫學對淋巴已有幾千年之久的豐富討論。事實上，阿育吠陀第一個評估治療的人體系統就是淋巴系統。

淋巴系統的多重角色的新研究證實了阿育吠陀早已在數千年前就描述的「味道」（rasa，此字也意指汁液或淋巴之意），這個古代理論認為可能是多重健康問題造成了淋巴阻塞，如今已經逐漸成為科學研究的公認領域。

一般來說，請把淋巴系統想成是身體的引流系統。一旦引流阻塞了，毒素就開始囤積在身體的不同部位，並造成各式各樣的淋巴阻塞病徵，如鼻竇壓迫、偏頭痛、疼痛，以及前述瑪莉所經歷的過敏症狀等超敏反應。

在理想的消化情況下，存於小麥、麩質、乳製品、酪蛋白、大豆、堅果、種籽、玉米、魚類、肉品等食物中的蛋白質和其他種類的蛋白質，應該在上消化系統就會很快地被完全分解。上消化系統負責協調運作，包括了胃部產生胃酸、胰臟和十二指腸產生消化酶、肝臟和膽囊產生膽汁，還有許多的微生物會消化這些食物中難消化的蛋白質和脂肪。

> 腸道益菌會消化或防止未消化的麩質蛋白質滲透過腸壁。

倘若麩質沒有在上消化系統就完全分解，或者是腸道菌群失衡了，麩質可能因此跑到小腸和大腸，腸道裡的淋巴管即會吸收這些麩質並將之帶進淋巴系統。由於該處有人體百分之七十到八十的免疫系統，淋巴可能會一輩子因為加工食物和消化不良而不堪重荷。

一旦腸壁發炎或不適，腸道的淋巴系統就可能因此接觸到如異生物質等各式環境毒素，或者因為消化不良以致顆粒過大而無法進入血液的麥膠蛋白等未消化的蛋白質。

腸道淋巴是人體最初免疫T細胞反抗未消化麩質的地方，目的是要淨化這種物質。一般來說，只要腸壁健康，未消化的蛋白質和毒素就會進入血液，進而到肝臟進行解毒工作。

不幸的是，要是這些毒素或麩質進入了阻塞的淋巴系統，那裡只能進行有限度的解毒工作，那些過敏性、化學敏感的或麩質敏感的病徵就可能很快浮現而成為問題。大抵來說，淋巴系統最好是用來抵抗細菌和病毒，而不是分解毒素，那應該是肝臟的功能；淋巴系統也不該用於消化蛋白質，那應該是胃和小腸的任務。

話雖如此，當腸道系統損壞後，淋巴系統似乎就需要為進入淋巴的麩質和其他未消化蛋白質提供後援。在十二指腸中，通常原本就有一種名叫雙胜肽水解酶（dipeptidyl peptidase IV, DPP-IV）的消化酶，這在小腸周圍的淋巴也找得到。雙胜肽水解酶經發現能夠分解麩質和麥膠蛋白，這也表示淋巴和小腸都會進行某些麩質的消化工作。然而，一旦小腸發炎了，淋巴也會阻塞和發炎，減少了淋巴流，並影響到麩質在十二指腸和淋巴的分解工作。

淋巴和腦霧

西方醫學現在贊同印度阿育吠陀主張人體遍布淋巴管的說法，不過，西方醫學到最近還是斷定大腦和神經系統完全沒有淋巴管！

美國維吉尼亞大學醫學院（University of Virginia School of Medicine）最近進行了一項創新研究，我在前文就已經有所討論，這個研究發現了稱為類淋巴（glymphatics）的淋巴管，實際上負責引流腦部和中央神經系統的毒素和β-澱粉樣蛋白斑。

幾千年前，阿育吠陀是如此描述淋巴管：以如同莫霍克髮型（Mohawk haircut，譯註：一種剃光兩側只留中間部分的髮型）的方式導流大腦的矢狀竇（sagittal sinus）。這正是現代研究人員發現導流大腦的毒素和其他廢物的淋巴管！包括認知功能不佳、大腦發炎、自身免疫系統出現狀況、憂鬱症、腦霧和阿茲海默症，這些都與大腦類淋巴管阻塞有關。

當人們入睡之後，尤其是對側睡的人來說，大腦要把整日可能囤積下來的毒素完全排出的話，大約要花上六小時到八小時的時間。平均來說，大腦每年要排出大約三磅的毒素。

只要身體有部位發炎了，血液和淋巴的循環就會有所影響。新的研究表示，發炎和感染也會導致腦部和中央神經系統的類淋巴管出現阻塞。人體受到感染之後，淋巴系統就會連著發炎現象一同對抗，而感染早被視為與憂鬱症和其他情緒相關失序狀況有關。這個創新研究也指出，許多的心理健康問題其實可能不是心理問題，反而是生理出了狀況。

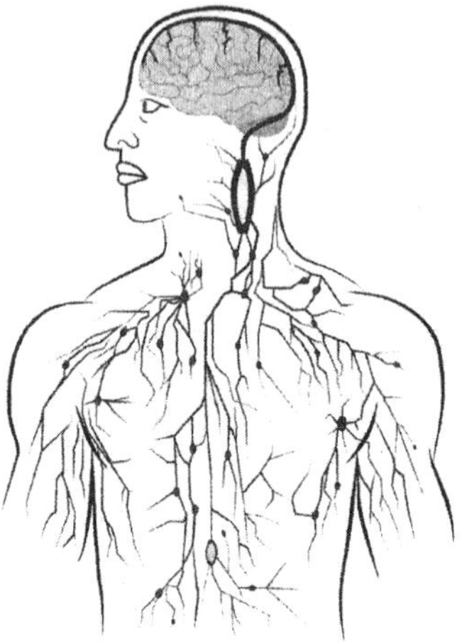

大腦類淋巴管負責調節情緒平衡的神經傳導物質的循環，如大腦中的γ-胺基丁酸（GABA）。大腦淋巴管阻塞與腦霧、認知問題、焦慮和憂鬱症有關聯性，而這些問題都與小麥和乳製品過敏脫離不了關係。

新的科學研究現今認為，心理問題與生理問題有連帶關係，特別是消化和淋巴方面的狀況。

讓我們進一步探索淋巴阻塞

倘若因為心理、生理或情緒壓力、飲食不良，或不健康的生活型態而造成腸道內皮的損壞，腸道裡的絨毛和乳糜管也會崩壞。這些絨毛和乳糜管扮演著吸收營養、維生素、礦物質和移除毒素的某些關鍵角色。一旦這些絨毛和乳糜管無法正確運作，大腸和小腸四周有聯繫腸道的腸繫膜淋巴組織，如蛋白質和脂肪等未消化的食物就能進入其中。這些未消化的蛋白質和脂肪會囤積在淋巴系統，進而引起整個淋巴系統出現過敏或超敏反應。

許多研究顯示，當淋巴組織遭到毒素或難以消化的蛋白質和脂肪阻塞時，淋巴系統可能就會溢流到腸道周遭的脂肪層，人體因而容易出現各種形態的肥胖和健康問題。

當腸道的淋巴阻塞了，人通常開始在腹部囤積脂肪。

再者，研究人員也同時發現，充滿毒素的阻塞淋巴可能會移入身體的脂肪細胞和細胞之間的空隙，而引發與腫瘤的產生和轉移有關的毒性。而這一切的狀況都是從消化系統開始。

正因如此，沒有阻塞的淋巴系統很重要，不只能夠防止因為小麥或乳製品所引起的食物過敏相關的病徵，如腹脹、腸氣和腦霧等，同時也可以保護人體不至於出現更嚴重的失衡狀況。但是這只不過是你重新認識淋巴的開端。

出現橘皮組織了嗎？

當腸道淋巴組織阻塞時，不僅腹部會腫脹且有腹脹、腸氣、體重增加的情況，淋巴系統也會無法有效地把身體每個細胞的間隙廢液向上送到心臟進行適當處理。淋巴和來自足部、小腿、大腿的細胞廢物，即會隨著腹部周遭的淋巴管到心臟，之後再到達肝臟。

如果淋巴組織阻塞了，廢液會回流到臀部和大腿周遭的淋巴，這會誘使身體出現微循環不穩定的狀態、淋巴阻塞，以及有靜脈曲張和橘皮組織的症狀。科學研究發現淋巴引流方式有助於減少橘皮組織。

淋巴系統是經由肌肉收縮而不是心臟跳動來將廢物引流回到心臟，雙手、足部、小腿和大腿因而容易出現淋巴阻塞，人體反應出來的狀況就是皮膚出疹、關節疼痛、體重增加和阻塞區域腫脹等諸多問題。

運動對淋巴系統的健康至關重要的緣故

淋巴系統會因為運動、行動和肌肉收縮而受到刺激。每條肌肉裡都有一條淋巴管，利用每一次的肌肉收縮將廢物抽送回到心臟，這就是為何每天清晨起床後可能有身體僵硬的情況，其是淋巴阻塞的典型症狀，原因是人們在夜晚期間不會移動或走路，淋巴就容易淤積而造成晨間僵硬。

結果就是可能要花一會兒的功夫才能讓淋巴再次抽送，身體才會覺得不那麼腫脹僵硬。運動和呼吸的益處就顯得極為重要，不僅可以促進健康的淋巴流動，還可以根除麩質敏感的病徵。本書第十三章的「聰明吃小麥運動」即是針對淋巴的運動。

通過淋巴的旅程

當某些不想要的蛋白質和脂肪穿透腸壁而進入淋巴組織，只要身體內的許多淋巴結充滿著免疫反應物質即可應付它們。要是未消化的蛋白質和脂肪為數不多，人體的機制尚能完善處理，可是一旦數量過多，未消化的麩質就可能讓淋巴負荷過重，進而導致對於食物和環境的敏感反應。

一旦毒素和未消化的蛋白質進入腸道的淋巴組織，流經不同層面的淋巴系統，主要管道之一就是皮膚淋巴組織（the skin-associated lymphatic tissue, SALT）。

想像一下皮膚被蚊子咬的情況。皮膚會變紅，而在皮膚下方的皮膚淋巴組織攜帶著白血球大軍，已經準備要攻擊蚊子叮咬可能帶來的任何細菌或病毒。

當淋巴系統運作良好，免疫系統會攻擊入侵者並將一切處理妥當。只要人體有皮膚的地方，在皮膚正下方的另一面就有著一群淋巴大軍整軍待發。腸道也是由皮膚所組成，裡頭的腸道淋巴組織（the gut-associated lymphatic tissu, GALT）是人體在腸壁以外聚集了最多淋巴的部位，總是處於戰備狀態，隨時保護身體不受到穿過腸壁的不受歡迎的東西的入侵。

麩質和乳製品不耐症是消化力在長期負荷過重而損壞之後的結果。當消化力下降，難以消化的蛋白質和脂肪就得以進入淋巴，進而引起許多與淋巴相關的病症。

通過皮膚的出口閘道

倘若皮膚淋巴阻塞了，或是淋巴系統不暢通，免疫系統也會因而不順暢，皮膚就可能成為不潔物質從身體移出的出口閘道，而以皮膚疹、蕁麻疹、濕疹、痤瘡或其他的皮膚疾病的形式表現出來。淋巴系統阻塞時，皮膚也會腫脹和發炎；手指上的戒指會變緊、眼睛周遭浮腫、腳踝可能腫脹，以及全身可能開始囤積水分而出現水腫，這些都是跟淋巴相關的典型病症。

通過呼吸系統的出口閘道

另外一個重要的淋巴通道是呼吸道淋巴組織，別名為黏膜淋巴組織（the mucus-associated lymphatic tissue, MALT）或喉頭淋巴組織（the larynx-associated lymphatic tissue, LALT），這些都是引流呼吸道內皮的淋巴管。

同樣的道理，在呼吸道的外部，一群淋巴免疫組織已經就緒要攻擊任何通過呼吸道黏膜的刺激物質。倘若呼吸道的纖毛過於乾燥或充滿黏液的話，就像是三隻小熊的童話故事（譯註：原文此處應指《金髮姑娘與三隻熊》（*Goldilocks and the Three Bears*），多年以來，故事有許多版本，也有不同詮釋。此處隱涉的應該是「金髮姑娘原則」，意指凡事適可而止，過猶不及），由於需要「剛剛好」的狀況，否則纖毛將無法有效處理通過呼吸道的廢物或毒素，進而引起超敏反應。

這樣反而會讓纖毛之下的淋巴系統再次阻塞，引發如喉嚨痛、腺體腫脹和頭痛的症狀。一旦來自未消化的蛋白質和脂肪的毒素從腸道淋巴流出之後，整個淋巴系統就會阻塞，不僅狀況會變得更糟，身體的免疫系統也更容易出現毛病。

如果是發生在呼吸道，就可能對花粉和汙染物產生超敏反應，不只是引起化學物質的敏感和過敏，也容易讓身體增生討厭的細菌和病毒，結果就是傷風、流行性感冒或其他類型的感染。

呼吸道淋巴阻塞可能也會引起許多與淋巴有關的病徵，包括過敏、氣喘、耳痛，甚至是偏頭痛、痤瘡、頭頸出現皮膚疹和乾癬、耳鳴、腦霧，以及焦慮和憂鬱症等情緒方面的問題。根據印度阿育吠陀的看法，甲狀腺的病症可以連結到淋巴阻塞，畢竟甲狀腺是要由頸部淋巴來引流，只要淋巴引流功能阻塞了，位於頸部的甲狀腺就無法與大腦等較上層中心和身體其他部分等較下層中心順暢交換訊息。

經過一段時間之後，甲狀腺會阻塞而開始自我攻擊，由於免疫系統太常對淋巴相關的甲狀腺組織裡的毒素過度反應，身體就容易罹患如橋本氏甲狀腺炎（Hashimoto's disease）的自體免疫性反應。阻塞的淋巴也會造成免疫系統弱化、受到損害或過度反應，進而引發身體某部位出現自體免疫性反應。

淋巴與生殖性統

女性在經期之前和排卵之後，身體會透過引流生殖系統的淋巴管進行體內排毒。倘若淋巴阻塞了，女性則會出現經前症候群，如腹脹、胸部脹痛敏感、體重增加、痤瘡和情緒不穩，這些都是因為身體試圖把廢物移至已經阻塞的淋巴系統的結果。

如果淋巴系統阻塞是日經月累的消化失衡結果，毒素也可能囤積在生殖系統，並造成通常被視為是荷爾蒙失調的一連串生殖健康問題。只要暢通淋巴系統，這也是我在本書第二部分的討論內容，許多經前的病徵即可獲得舒緩或是完全消失。饒富趣味的是，我們現在已經找出淋巴阻塞和情緒相關病症的關聯；原來我們在生理上的阻塞可能與情緒上的淤塞有著相互影響。

小結

一、淋巴系統始於人體消化系統的腸道內部。如果淋巴堵塞不通，消化功能就會不正常，許多健康問題也會開始一一浮現。淋巴系統是會影響全身的，因此麩質敏感的病徵可以在身體的任何一個地方表現出來。食物不耐症的病徵最常見於淋巴分布最多的部位，也就是大腦、神經系統、肺部、皮膚和整個消化系統。

二、負責分解食物的上消化系統常會失衡，如此就可能使得腸道內皮和消化系統的乳糜管無法正確運作，進而造成毒素、未消化的麩質和酪蛋白滲透到淋巴之中。

三、此外，過度食用或是經常不按時節攝取這些食物的話，健康也會開始出現問題。

四、在現代的食物加工處理之下，乳製品和小麥製品變得特別會阻塞淋巴且難以消化。

五、壓力會直接影響到腸道內皮和其中的微生物的健康和運作，而腸道和其中的微生物可以說是擔負著幾近所有的身體功能的重擔。倘若壓力長期不斷，就是造成腸道內皮和消化過程方面的損害以及淋巴系統阻塞的部分成因（更多相關資訊，請閱讀第九章、第十三章和第十四章）。

好消息是所有這些問題都可以輕鬆矯正，輕易回復平衡，我的多數病人不只是能夠再次享受小麥和乳製品，也同時受到保護而免於出現更嚴重的健康問題。

以下章節說明

還記得本章一開始的病例，瑪莉看似順理成章地選用了好消化的飲食，卻也因此踏上了逐漸增加限制性的飲食的道路嗎？雖然這些飲食限制舒緩了她的病徵，卻沒有真正解決問題根源，那就是虛弱的消化力。我們會在本書第二部分探索這個範疇，我會說明自己是如何幫助瑪莉平衡健康問題，而這都與淋巴阻塞和難以消化的食物脫不了關係。

第五章將要探索的是，何以上消化系統會從一開始就任由小麥和乳製品等難消化的蛋白質通過而不消化的過程。

5 消化大故障

消化麩質的進化

全然了解人體如何消化麩質的科學工作還在發展當中，而在新興科學的協助之下，我們將可了解為何身體不容易完全分解麩質。身體經過了幾百萬年在麩質消化上的進化，完全知道遇到麩質時要如何處理，而且跟許多人的看法相左的是，麩質根本就不是毒藥。

最新的科學表明了，人體攝取的有些麩質可能原本就不是要被完全消化。許多未消化的麩質蛋白質會被送到大腸，以便讓有益腸菌的數目大量增加。有份研究指出，有種富含麩質的飲食能夠增加大腸裡促進消化麩質的酶（glutenases），而這些酶可以完全分解麩質裡的麥膠蛋白。就是在大腸裡，麩質的功用是供給良好的腸道微生物養分，而研究發現這些微生物可以促進生產有益的短鍊脂肪酸（short chain fatty acids, SCFA），如我在第三章中討論過的酪酸。研究發現，飲食裡有越多麩質，就會有越多促進消化麩質的酶的活動和短鍊脂肪酸量，而多餘的麩質則會隨著糞便排出人體。

這份研究的結論是，在健康的人體裡，麩質的消化可能演變成在小腸裡只進行部分分解，以便供給大腸裡的腸道微生物重要養分。因此造成小麥、乳製品和食物不耐症的重要根本因素，似乎是與上消化系統的健康有關。

當小腸黏膜受到損壞之後，這些未消化的蛋白質就成為腸道刺激物，並且能夠進入淋巴系統，進而引發許多免疫和健康問題。然而，保護上消化系統和腸道內皮的健全並不是一個新穎的概念，印度的阿育吠陀以此作為題論已經有幾千年之久，而這也是本書的重點所在。

當有些攝取的麩質是專門要進入大腸，而且在上消化系統也存有眾多的消化麩質的酶和細菌，這至少在某方面表示了，麩質也是會通過小腸加以分解和吸收的一種營養來源。

根據一份新研究，當人們一把所有極難消化的麩質蛋白質放入口中時，人體就會馬上開始消化。研究發現正常的人體唾液含有大量破壞麩質和麥膠蛋白的酶，而這些都是各種自然產生的口腔細菌製造出來的。

唾液充滿著消化麩質的酶和口腔細菌，而人體每天會生產和吞嚥多達一公升的唾液。人體吞嚥下的口腔細菌和酶可以在廣泛範圍的酸鹼度中保持活力，這也表示這種麩質消化活動會延伸至食道和小腸。

胰臟和十二指腸的黏膜也有自然生成的消化酶，如可以分解麩質中的麥膠蛋白和乳製品中的酪蛋白的雙胜肽水解酶，至於眾多可以分解麩質的微生物就更不用說了。十二指腸的刷狀邊緣是雙胜肽水解酶最為活躍的地方，研究顯示可以完全分解麥膠蛋白中含有脯胺酸的抗原決定基，而這是麩質的主要過敏性蛋白質，雙胜肽水解酶也經證實具有顯著強化其他蛋白質消化酶分解麩質和酪蛋白的能力。這是我在第四章討論過的消化酶，可以幫助人體分解淋巴系統中未被消化的麩質和酪蛋白等蛋白質。

連同我在第一章介紹過的消化麩質的細菌和益生菌，這些消化酶全部都仰賴一個平衡的消化系統與健康的胃部、小腸和大腸內皮黏膜。這是可以修復的，但是我們首先就該討論我們何以把身體搞到這麼糟糕的處境。

惡果的開端

過去四十多年以來，因為美國政府斷定膽固醇和脂肪對人體不好，美國人就減少吃蛋和其他動物產品。就是根據一九〇〇年初期的一份解讀錯誤的兔子研究，高膽固醇食物後來就被美國政府納入了營養關注名單。

基於這個反對膽固醇的判決，結果就是開始製造不含膽固醇的食物。像是奶油等動物脂肪被認為是不健康的，蛋是禁忌食品、脂肪食物則被非脂肪性食物取代；就在一夕之間，美國到處都是低脂、低膽固醇和飽含醣類的飲食。不幸的是，這種低脂飲食並沒有降低膽固醇含量，也沒有減少罹患心血管疾病的風險。事實上，這種低膽固醇飲食反而拿掉了人體的重要燃料供給源——那就是人類已經食用好幾千年的飽和脂肪。

人類的先民以狩獵和採集維生，除了挖掘根莖並收集穀物、菜葉、漿果和種籽，他們也會打獵。雖然遠古的老祖宗們應該更是多產的採集者而非獵人，但是我們不需懷疑狩獵在人類進化過程中占有著極重要的部分。許多研究人員都相信，就是攝取了更多飽和性動物脂肪才讓人類大腦能夠實質增至三倍大。

一九六一年，美國政府把這些飽和脂肪納入了營養關注名單，這是人類自遠古以來首次從飲食中剔除了飽和脂肪，取而代之的是不同的人體燃料供給源。小麥和玉米取代了脂肪而成為美國的人體燃料源，美國人更是迅速地用糖來獲得補給。

小麥和玉米快速地成為美國「獨領風騷」的食物，原因是具有某些方面的顯著吸引力。這兩種食物的種植成本便宜，並且容易處理成能夠上架販售好幾個月的食品，也容易加工成如高果糖的玉米糖漿等糖類食品。糖具有讓人暴衝的能量，是供給人們能夠遇熊逃跑、爬樹和保命的燃料。然而，糖不是持久型燃料，提供能量的情況就像是乘坐雲霄飛車一樣。糖很快就會被身體燃燒殆盡（「高糖效應」〔the sugar high〕，譯註：食糖後的亢奮感），而當糖燃燒光了，人體血糖就會驟降。

從另一方面來看，脂肪則是人類偏愛的人體燃料源，提供了長期的、穩定的、平靜的、非緊急的、讓人安睡整晚的、能夠應付壓力的一種非焦慮性的燃料。

就是因為這種用單一碳水化合物來取代脂肪的生活方式，我們失去了保持平靜和燃燒脂肪作為穩定人體燃料源的能力。請思考一下這個現象：超過三分之一的美國人都體重過重。我們發現自己面對的是焦慮和憂鬱症的全球問題，孩童無法安靜坐著上課、人們無法一夜好眠，而且人們吃了足夠的食物卻還無法滿足食慾。這一切可以說都是與高糖而好脂肪含量低的飲食有關。

這種低膽固醇且高糖的飲食帶來了始料未及的結果，造成美國出現與血糖相關的流行病。麩質因而成了這個問題的怪罪對象，可是如同本書第一章和第二章的討論，有許多科學研究都證明實非如此，無麩質食物反而隨時會把前期糖尿病流行病（pre-diabetic epidemic）帶往更危險的高峰。大多數的無麩質食品都是經過高度加工處理，很難找到全然有機的品項，而且都比未加工的全麥麵包的升糖指數要來得高。腸道通透性和腸漏症都被指出與飲食中的加工食品有關，因此請心生警惕，美國食品經過加工的情形遠比歐洲的食品供給來得嚴重，這也是這麼多食物敏感和食物不耐症的背後成因。

令人欣慰的是，發展出美國飲食指南的政府委員會於二〇一四年取消了低脂飲食建議，而在二〇一五年，則是移除了長久以來對飲食的膽固醇攝取上限，這意味著血液中的膽固醇和飲食中的膽固醇其實「沒有顯著關係」。低脂且無膽固醇飲食的時代終於結束了！

誰需要膽囊呢？

當飲食中沒有充足的膽固醇和脂肪，膽囊就會變得遲鈍，這是因為膽囊需要一定分量的脂肪才能自行鍛鍊和維持運作。有份研究指出，膽囊疾病的首要成因事實上就是那種受到高度吹捧的低脂飲食。美國人採行脂肪品質不佳的飲食已經幾乎有五十年之久，我們在期間也漸漸看到穩定增加的膽囊問題，而這與虛弱的上、下消化系統有著直接的關聯性。

饒富趣味的是，美國出現了破紀錄的膽囊手術數目。多數人切除膽囊之後，甚至不需要改變個人飲食，這好像是表示人們不再需要有膽囊了，或許人類確實已經進化到不需要這個被叫做膽囊的小小膽汁儲存袋了。

我希望在此讓你重新思考一下自己可能萌生過膽囊是不重要或可犧牲的想法，而真實情況是膽囊的膽汁袋內含的膽汁，可比肝臟生產的膽汁濃度要高上十五倍。

想一想我們的老祖宗，也許可以做出一種邏輯推斷，人類之所以生產這種膽汁，是為了消化或許是長毛象的腦部和腸子。一次吃進這麼大量的脂肪，接著就要度過一段沒有脂肪的時日，這種情況往往會迫使膽囊要戮力緊縮，以便盡力排解任何可能的膽汁和肝臟的壅塞情況。

現在的我們面對的卻正好是相反的問題。為了能夠生產出足量的膽汁，人們發現自己要不是沒有足夠的好脂肪，不然就是充斥著大量未消化的加工脂肪。結果就是從腸道被重新吸收回到肝臟的膽汁平均會重複使用十七次之多，然後才會拋棄不用，這就像是用同一份髒洗碗水連續不斷地洗十七次的碗一樣！

膽汁之所以能這麼常重複使用，可能是饑荒時期的一種求生技能之故。當脂肪稀少的時候，人類可以不斷重複使用膽汁，以便等候獵人帶回補給新的油脂肉品。於是，現在我們的膽汁連同夾帶的毒素，有百分之九十四會被重新吸收回到肝臟，毒素就循環回到血液之中，不只會氧化掉體內的好膽固醇，並同時可能會儲放到脂肪細胞和甚至是大腦裡面。

膽流和膽汁產量的匱乏是胃酸逐漸停止生產的主要成因之一。缺少胃酸以及其與肝臟、膽囊、胰臟和十二指腸的協調作用，這些都是造成人們無法消化小麥和乳製品等食物的原因。

膽流的匱乏也會影響到排便的軟硬度。膽汁可以調節糞便，事實就是如此：沒有膽汁，人就沒有糞便；沒有膽汁，人就沒有胃酸。若真如此，人就會對小麥、乳製品和油膩食物出現難過痛苦的消化經驗。

註記：你在增加飲食中的脂肪攝取量之前，首先必須要停止食用糖和加工食品，藉此重啓膽囊的運作。本書第二部分對此有更多說明。

讓我們在此跟隨一個人的消化系統之旅，來進一步了解消化系統為何會變得虛弱和故障，以及應該如何著手解決相關問題，並從體內來加以療癒。以下是丹尼爾的故事，他是在二〇一四年來向我求診的病人。

丹尼爾的故事

前來向我求診的丹尼爾抱怨自己有焦慮、胸痛和呼吸急促的情況。每當有病人向我透露這些病徵，我馬上會建議對方去看心臟病專科醫師，然後才會盡自己所能去挖掘出問題的成因。

丹尼爾從小就有便祕，後來變成長期狀況，便祕、腹瀉和糞便有黏液的情形就開始反覆發作。他也抱怨自己有胃灼熱、腸氣和腹脹，以及長年消化不良。

他告訴我自己幾年前就不再吃高脂肪或油炸食物，也不吃難消化的油膩食物，原因就是這些食物使得胃灼熱的情況變得更糟，只要吃了，他要不是感覺噁心，不然就是覺得食物像石頭般停留在腸胃。

為了要解決自己的消化問題，他告訴我自己試著從飲食中拿掉一些食物。他首先移除了大多數的高脂肪食物，接著就是小麥和乳製品。跟瑪莉一樣，他說每次只要拿掉飲食中的某一類食物，自己就會多多少少感覺好一些。只是等到拿掉某類食物一段時間之後，曾有的病徵又會再度浮現。

丹尼爾的經驗與我的許多其他病人的情形都一樣。他在

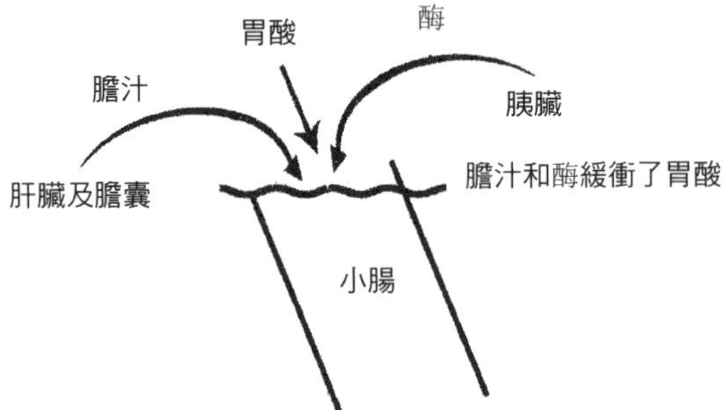

認識人體的消化解剖圖

一開始感受到了不吃小麥和乳製品所帶來的好處，只是情況卻不持久，即使已經不吃這些食物了，病徵還是捲土重來。這並不是說小麥和乳製品不會加重這些病徵，其通常會讓情況惡化，也就不難理解為什麼很多人都選擇不吃這些食物。然而，情況不變，這種食物消去法所醫治的只是食物敏感的影響和症狀，可是為了保持健康和防止未來出現更嚴重的健康問題，我們需要的是就疾病的成因來加以治療。

經過多年的調整飲食並消去越來越多的食物之後，丹尼爾開始出現焦慮、胸痛、呼吸急促的症狀，他也是因為如此才來向我求診。丹尼爾的總體病徵其實指出了一個饒富趣味的情況，那就是它們都是與潛在的消化失衡有關。人體不會無緣無故做出任何反應，每一個病徵都是身體的一種邏輯性表達，如試圖應付便祕和隨之產生的淋巴阻塞，這都表示了在堵住的主要移除廢物管道之外，身體正試著尋找能夠移除不潔物質的替代排毒通路。

消化的入門知識

就丹尼爾的狀況來說，長年便祕造成了腸道黏膜出現慢性乾燥的情形。帶有黏液的腸道內皮如同呼吸道的內皮，不能夠太乾或太濕，環境條件要剛剛好，以便讓促進最佳健康狀態的微生物能夠繁殖，並且讓腸道所製造的神經傳導物質能夠穩定情緒並支持神經系統。

如果腸道變得太乾或太濕，腸壁的絨毛和乳糜管就會停擺，腸道因而容易受到刺激、損壞，並且引發某種腸漏症，毒素和難以消化的蛋白質會就此進入身體的淋巴系統，進而引發一場食物不耐症的完美風暴。

當腸道內皮有所損壞，使得毒素不能經由阻塞的腸道淋巴向外引流（首先出現的就是許多麩質相關的病徵），毒素最終就會經由腸腔循環被重新導回肝臟。

肝臟的任務是負責分解經由腸道和淋巴系統處理過的脂肪和毒素，讓膽汁把這些東西一一吞噬。

膽汁和肝臟的作用

膽汁就像是在肝臟裡的小精靈（Pac-Man），會大口大口地吃掉毒素、脂肪酸、環境汙染物質、殺蟲劑、膽固醇和其他多脂肪的不潔物質。例如，當我們攝取高脂肪食物之後，膽汁就會從肝臟和膽囊分泌到腸道，然後在那裡繼續吞食更多相同的東西，包括了毒素、脂肪酸、環境汙染物質、防腐劑、化學物質、寄生生物和其他人體不歡迎的細菌等等。

膽汁一旦進入腸道，就會附著在腸內的纖維物質，並連帶將所有的毒素一起排到馬桶中。只要我們的飲食有提供足夠纖維來一起達成任務，這實在是相當有效率的移除體內廢物的處理方式。

以狩獵和採集為主的人類祖先每天會吃進大約一百公克的纖維，而美國人的當代飲食平均每天卻只含有十五到二十公克。因此，人類祖先的飲食所含的纖維大約是我們的五倍之多，因而有至少五倍以上的排除脂溶性廢物的效率。倘若我們的飲食沒有充足的纖維量的話，附著了許多毒素的膽汁則會被重新吸收回到肝臟和循環系統，而不會排進馬桶中。

一旦肝臟因解毒任務而搞到不堪重負，像是要處理重新循環過的有毒膽汁，肝臟就會出現阻塞，那些毒性脂肪即會實實在在地囤積在肝臟裡，而造成眾人熟悉的「脂肪肝」狀況，並且同時氧化或破壞健康有益的膽固醇。如今，我們已經了解到氧化的膽固醇粒子是造成膽固醇方面心血管風險的罪魁禍首。更重要的是，肝臟的阻塞可能導致膽汁量的匱乏、膽流稀少，以及膽汁本身出現稠化或黏性增加的情形。濃黏的膽汁會堵住膽管，並且真的會斷絕人體消化過程和分解小麥和乳製品的能力。

> 濃黏的膽汁是美國人極為常見的身體狀況，膽汁濃稠會造成人體失去妥善消化脂肪的能力。在以上的案例中，丹尼爾有便祕史，他的腸壁無法通過腸道淋巴組織去有效地處理廢物，他的身體就自然地又把毒素帶回肝臟。

當丹尼爾的肝臟阻塞之後，他的膽汁就變得濃稠，身體也無法消化高脂肪食物。能夠消化食物，並遞送好脂肪到大腦、心臟、皮膚和神經系統，這可是份外重要的事。隨著時間流逝，缺乏健康脂肪的新陳代謝會造成人體無法穩定神經系統，許多人就很容易出現焦慮或其他壓力相關的問題，就像是丹尼爾的經驗一樣。

當丹尼爾確實吃下了一些高脂肪食物，卻沒有足夠的膽汁來加以分解，他的胃就會選擇留下脂肪來等待身體分泌膽汁。就丹尼爾的個案來說，便祕和膽汁阻塞演變成為一種長期狀況，使得他沒有足夠的膽汁去分解脂肪。如此一來，丹尼爾的胃則比原本要花費更久的時間來留住脂肪，他才會覺得噁心和身體沉重。沒有足夠膽汁去消化高脂肪食物，難消化或是油膩食物就會像石頭般留在胃裡而不消化，這種情況是不是似曾相識呢？

為何食物消去法並非是長久解決之道

丹尼爾一開始解決健康問題的方法就是避食高脂肪食物，但是長期下來卻沒有用。箇中原因如下：

膽囊和肝臟裡的膽汁不只會乳化脂肪，同時會緩衝如鹽酸等胃裡的酸。當胃試圖分解難以消化的蛋白質，像是小麥的麩質和乳製品的酪蛋白，這需要相當多的胃酸才能完成。

如果肝臟的膽汁生產有限，胃有時會留著過多的胃酸，彷彿等著膽汁的分泌來緩衝灼烈的胃酸，這即是相當常見的胃灼熱成因。根據一份最近的調查，百分之四十四的美國人每個月至少會經歷一次胃灼熱，百分之七（或是兩千兩百萬）的美國人則是每天出現一次這種狀況。

在某些情況下，胃會讓胃酸流出以便保護胃部黏膜不受到過多胃酸的傷害。當這種情況發生，可是人體卻沒有足夠的膽汁來緩衝的話，這些胃酸就可能灼燒和損壞腸壁，進而引起十二指腸潰瘍、腸道發炎、腸漏症，並對腸道微生物生態帶來有害的改變。當沒有緩衝過的胃酸流到腸道，這就可能引起嚴重的腸道發炎症狀，甚至會使得腸道和淋巴系統變得更加脆弱，易於受到小麥和乳製品中難以消化或未消化過的蛋白質的刺激而出現不適。

胃會盡可能地留住胃酸，但是終會刺激胃黏膜，造成身體出現腸氣、腹脹、無法消化和一陣陣噁心、胃灼熱和呼吸急促等慢性症狀，這些都發生在丹尼爾身上。丹尼爾的長期便祕可能造成了肝臟和膽囊阻塞，膽汁流量和消化脂肪的能力打了折扣，同時也無法有效緩衝胃裡的消化酸。

因為缺乏膽汁流量，或者是未緩衝的胃酸流到了腸道，如此所造成的腸道發炎也會引發腹瀉，黏液會沾滿糞便或混在更鬆軟的糞便裡，就如同丹尼爾過去的狀況。糞便有黏液是很常見的，通常是過多的壓力擔憂以及上消化系統處理過程出了狀況所造成的結果。

這是不是裂孔疝氣？

當胃不斷地向上推擠橫膈膜，胃確實脫出了下食道括約肌和橫膈膜壁，這就被認定是「裂孔疝氣」。胃的天生設計應該是垂落在橫膈膜之下，而不是向上推擠它。這種胃部長期向上推擠橫膈膜是很常見的情形，其原因可能就是我之前說明過的膽流不佳和胃酸延遲清空的情況。由於胎兒會自然地向上而施壓於胃部和橫膈膜，因而懷孕會加劇這種狀況。正常的情況下，婦女的胃在生產之後就會回到原初的位置，可是許多婦女在生下小孩後都會覺得身體變得不太一樣，這可能就是箇中原因。

比方說，以出現裂孔疝氣的情況來看，胃的向上壓力要花上許多年才會真的脫出橫膈膜的下食道括約肌。在胃脫疝真正發生的幾年之前，一次次發作的慢性胃灼熱和消化不良可能會為橫膈膜帶來過多壓力，甚至有時候會將部分的胃擠附在橫膈膜的底部。可以預期的，只要發生這種情形，胃和橫膈膜就不能夠良好運作，這個部位也會變得緊繃疼痛。不幸的是，這在我罹患食物不耐症的病人之中是極為常見的狀況（在第十章，我會分享有助於解決這個問題的「拉胃」〔stomach pulling〕居家運動）。

祕訣

自行檢查肋骨之下或兩側的腹部是否有痠痛、緊繃或疼痛的情形。

由於丹尼爾有長期便祕，結果就是使得毒素被重新吸收回到膽管已經阻塞的肝臟裡，並導致胃酸留滯而引起胃灼熱。丹尼爾的情形很棘手，不只是因為我們需要解放胃和橫膈膜，我們還必須疏通他的膽管，並且把刪除的飲食回復成平衡的飲食。我在第二部分會就此按部就班地說明執行步驟。

丹尼爾的情況是這樣的，橫膈膜本身變得無法完全收縮，空氣就無法深深推入肺下葉，而這相當重要，因為肺的左右下葉有著多數的副交感神經受器。當我們將空氣深吸入肺的左右下葉，就會啟動鎮定休息和促進消化的副交感神經系統。當我們不再深呼吸到肺部下葉，習慣只把空氣吸到肺的左右上葉，而這裡主管的是戰鬥或逃跑反應的神經受器。

一般來說，這會造成胸壓和呼吸困難，這就是丹尼爾的問題。發生了這種狀況，也會經常無法喘息、跑步時會感覺肋間疼痛、感覺自己的健康狀況不好，甚至引發氣喘、過敏、打鼾和睡眠呼吸中止症。此外還有引流肺部和呼吸系統的淋巴管，若是消化失衡而阻塞了，許多充血性呼吸系統疾病也與之有關。瑜伽和向後伸展動作有助於打開胸部和胃部，對於紓解丹尼爾的呼吸和胸壓問題有極大助益。我在第十三章會再加以說明。

減緩小麥和乳製品的消化

經過一段時間，胃黏膜會出現不適、發炎，甚至是鹽酸囤積而造成的潰瘍，而這是因為膽汁稀少或阻塞而造成鹽酸滯留胃部的結果。為了讓自己免受滯留鹽酸的傷害，胃會執行降低胃火的決定，減少分泌胃酸來因應肝臟和膽囊的膽汁匱乏的情形。

> 如果膽汁分泌不足，胃酸就會分泌匱乏。一旦沒有足夠的胃酸，麩質和乳製品等難以消化的蛋白質從一開始就不會被消化分解。

胰酶

在百分之九十一的人的體內，膽管和胰管在進入小腸之前會匯集在一塊。如果出現了和丹尼爾一樣的膽管阻塞情形，如我在行醫時常見的情況，胰管也會開始阻塞，抑制了胰臟的消化酶流到腸道去幫助緩衝胃酸和分解難消化的食物。

人體要有一種協調運作，那就是胃要生產適量鹽酸來刺激膽汁的分泌，以便刺激胰酶的釋放，接著才能促使十二指腸酶的釋放。而這一切都需要營造出讓腸道微生物得以繁殖的完美環境，只要有健康的腸道環境和上消化系統，加上協調運作的消化過程，人體就具備了擁有健康微生物生態和消化小麥和乳製品的要件。

消化補充品的實情

我的許多病人都覺得攝取消化酶有所幫助。許多自然醫學和西式醫學的專業人員主張，當我們年紀越長，人體就會停止分泌胃裡的消化酸、肝臟裡的膽汁和胰臟裡的胰酶。為了挽救自己虛弱的消化力，有些人就開始吃鹽酸錠、胰酶錠和草本整腸錠來維持消化系統的運作。

而真實情況是，大多數美國人都有膽汁黏稠的問題，而這是因為食用高度加工食品多年下來的結果。不只是膽管和胰管因而阻塞了，也抑制了胃酸的最佳產能，然而人體卻需要它們才能夠解毒和消化良好。當膽汁變得濃稠且膽管阻塞了，胰管也會就此堵住，胰臟的消化酶就無法通過阻塞的膽管去完成任務，人們或許因而開始攝取消化酶。這種做法可能有助於減輕症狀，但是如同所見，情況還是一樣，我們依然只是治標不治本，反而使得未來出現更多其他的健康問題。

正因如此，與其攝取消化酶或是其他消化補充品，不如思考用一套更有效的長期計畫來根治病源，那也就是恢復消化系統的健康。

以下章節說明

接下來的第二部分，你會讀到我是如何幫助丹尼爾增加膽汁分泌，以及強健平衡他的虛弱消化力。這是用行動來重啟消化力的時候了，你可以再度享用麵包和奶油，這或許是記憶中的生平第一次呢！

第 2 部

治療方法
點燃身體的消化火

飲食錯誤，醫學無用武之地；
飲食正確，醫學可束之高閣。

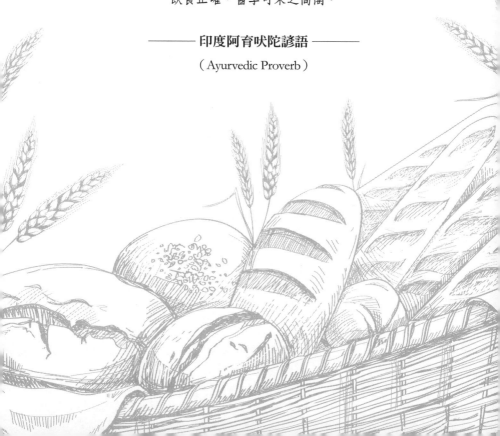

——印度阿育吠陀諺語

（Ayurvedic Proverb）

6 聰明吃小麥：如何吃，何時吃，吃什麼

在大自然的韻律和所有生命形式共譜的完美交響樂章之中，只見鳥兒南飛、鯨魚洄游和百花齊放。凡是生命就離不開這些大自然的循環，更何況是我們的消化系統，而科學則將此稱為晝夜節律。大自然中最微妙的力量有沒有可能是最強大的力量呢？例如，微生物群系包含了數以兆計的微小細菌，影響著人體各個運作功能。今日的科學家主張，這個看不見、摸不著的生理時鐘可能將會徹底改變我們熟知的醫學。

新的科學表示，人們現在已經與這些自然循環失去了連結，人體體內各個細胞內的基因，現在都變得無法聆聽或回應大自然的晝夜節律，而這影響著人類健康的每一個層面。

為了評估你與這些自然節奏的連結，以及對你的消化功能和健康狀態的影響，請完成以下簡短的「晝夜節律測驗」，你即可了解到跟這些自然循環脫節是多麼容易的事。

晝夜節律測驗

1. 只要有可能，你是不是比較喜歡在天亮之後繼續睡覺呢？　是或否
2. 你是否起床後會身體僵硬而要花一段時間才能走動呢？　是或否
3. 你是否在午餐時間會繼續工作或略過午餐，以便能夠提早下班或減輕體重呢？　是或否
4. 你是不是差不多整年都吃相同的基本飲食？　是或否
5. 你是否不容易入睡或保持睡眠狀態？　是或否
6. 你是否會整天都想吃零食，即使吃的是健康的零食？　是或否
7. 你是否固定每晚七點過後才吃晚餐？　是或否
8. 你是否在下午三點或四點左右就覺得疲倦？　是或否
9. 你是否要每天一杯咖啡來提振精神以便展開當天的生活？　是或否
10. 你是否每天很晚排便或有時一天都沒有排便？　是或否
11. 工作回家之後，你是否都覺得筋疲力盡？　是或否
12. 你是否在晚上十點左右會突然又有精神而看電視或用電腦到深夜？　是或否
13. 你是否覺得太累和身體僵硬而無法在早上運動？　是或否
14. 你是否在冬天或假期前後覺得心情不好或憂鬱？　是或否
15. 你是否會恐懼星期一早晨的到來？　是或否

現在回頭檢視你回答「是」的問題，這些問題指出了你的生活中可能出現生理時鐘失衡的區塊。

這一章的目標就是要幫助大家創造一種能夠重設生理時鐘的生活型態，畢竟這正是身體消化的重點所繫之處。

晝夜節律的入門知識

晝夜節律是指一天的夜晚和白晝的循環，遠從地球上出現了第一個細胞生物形式就已經開始了。古老的阿育吠陀智慧和現代的西方醫學都同意，對人類的健康、福祉，甚至是長壽來說，最重要的就是生息和飲食要能夠與大自然的循環同步進行。事實上，新的研究也指出，在人體的健康、免疫系統、細胞再生和消化功能方面，覆蓋了身體、感官器官與消化道和呼吸道的皮膚的晝夜「時鐘」扮演著關鍵角色。

舉凡從食物的收成到何時應該攝取和消化，人體有許多感受和傳遞著這一切監控訊息的晝夜時鐘。在整個人體消化系統裡，我們可以發現高強度的晝夜時鐘，而為了擁有最佳的消化力和健康，科學研究也證實了依隨大自然的晝夜循環是很重要的。

比方說，研究顯示，當人們因為充滿壓力的生活型態而忽略身體的晝夜時鐘，如經常有時差或做夜班工作，晝夜節律就會被打亂，因此更容易出現各式各樣與消化相關的慢性疾病。

你是否會放任自己於深夜大吃特吃零食呢？當你養成了深夜進食的習慣，可是人類發展兩百萬年的生理時鐘卻適合在白天進食，你的身體、身體的微生物，甚至是人體基因都會因而失去聆聽和與自然晝夜節律同步的能力。長久下來，消化力和有效消化如小麥和乳製品等食物的能力就會變弱，而使你陷入出現更嚴重健康問題的風險之中。

晚餐不要吃得太豐盛或一天吃好幾次迷你餐，應該要早餐和午餐吃得多一點，晚餐則要吃得比較少，這才是遵循晝夜節律的飲食概念，這種做法可以為健康帶來一連串好處，包括消化得更好、血糖和血壓更平衡，還有可能會減輕體重。

若是無法與晝夜節律同步，負責調節小麥和乳製品的消化、穩定情緒、認知運作、免疫系統、血糖、排毒和長壽的腸內細菌也會減少。

這種情況在從美國到以色列來回直飛的一群健康人士的身上尤其明顯。當這群人返回美國之後，他們體內的腸菌改變了，從正常狀態變成如同糖尿病和肥胖人士一樣的典型微生物生態。

在以上的相同研究中，研究人員破壞了一群健康夜間小鼠的晝夜時鐘，讓這群小鼠在白天而不是夜間進食。就像前述的那群人士，小鼠的微生物也從健康狀態變成更常見到罹患糖尿病和肥胖的狀態。

此外，當研究人員把有時差的人類的糞便物移入另外一群新的小鼠體內，小鼠就開始在白天而不是在夜間不停進食，這群小鼠同樣出現如同有時差的人類群組和喪失晝夜時鐘的小鼠群組的微生物擾亂情況。

開始改善消化的快速訣竅

- **訣竅一**：慢慢吃一頓輕鬆且營養平衡的午餐。可能的話，讓午餐變成每天最豐富的一餐，就在此時食用較油膩和小麥與乳製品等較難消化的食物。由於人體會在晚間關掉消化時鐘，若在晚間進食包括麵包和乳製品的豐富餐點，可能會讓這些食物變成未經消化的腸道刺激物質，並且會提高血糖。
- **訣竅二**：花點工夫讓自己早點上床睡覺，並且盡可能在接近朝陽升起或之前起床。規律的睡眠習慣，包括早點就寢並且不要工作到大半夜，能夠讓人擁有較好的消化力、最佳健康和較長壽命。試著盡量每晚有七小時到八小時的睡眠時間，讓自己維持生理時鐘的節律。

麩質和乳製品是季節性食物

我喜歡把春天叫做「大自然的新年」，每年到了這個季節就會在消化道黏膜上出現新的微生物群。牛隻等草食動物的瘤胃（反芻動物的第一胃室）會充滿微生物，讓瘤胃能夠消化春季的苦根和新鮮草葉。這些春季的微生物會改變，到了冬天就會由不同的微生物來主導，以便消化較硬的木質纖維、堅果、種籽、塊莖和穀物，而這些都是真正的寒冷月分食物。隨著季節的遞嬗，冬天的微生物屆時又會再度換成一批新的春季和夏季的微生物，協助消化草葉和當令水果。

只要我們照著大自然希望的方式進食，身體的消化系統就會出現類似的微生物調整情形。這樣的季節性飲食提供了一種微妙但強大的微生物生態變化，讓我們能夠有效地消化小麥和乳製品等季節性食物。

讓我們來了解一下自然界中沒有按照季節進食的鹿會發生什麼狀況，我在此援引大衛・喬治・哈思克（David George Haskell）在《森林密境》（*The Forest Unseen*）書中的一段話來加以說明：

「如果一隻鹿在冬天裡（不合時節地）遭到餵食玉米或草葉，鹿的瘤胃就會失去平衡，胃酸酸度會飆高，瘤胃也會脹滿腸氣。這種消化不良的狀態是會致命的。」

換句話說，當草食動物沒有進食當令食物，這會讓體內的微生物生態出現劇烈變化，進而導致殺死草食動物的嚴重消化不良的問題。正因如此，舉例來說，如果食入的不是當令青草而是吃牧草或餵食穀物，這樣的牛隻就需要服用藥物來安定胃部。

倘若食用非當季食物會殺死一頭鹿或讓一頭牛生病，這或許向我們傳達了一項訊息，告知人們要尊重這種多年以來就一直在眼前的飲食方式，那就是隨著大自然遞嬗收成的飲食方式！

沒有採用隨著季節改變的豐富多元食物與微生物的飲食，我們的腸道通常會滋生不合時令的微生物，這就阻擋了人類配合大自然節律而獲得全面健康和消化益處。倘若沒有季節性微生物的匯集，以此強化消化力和支援體內多元的基本益菌群，我們會變得異常脆弱，而且經常會對環境和食物超級敏感。

一般來說，小麥、大豆、堅果、種籽和其他穀物等都是秋季收成的食物，提供了較高的蛋白質和脂肪性營養，是幫助抵擋寒冷冬季的必需物。這裡的關鍵就是了解我們的老祖宗只有在寒冷月分才會食用麩質和乳製品等食物，因為大自然只在這個時節供給或熟成這些食物，換句話說，這些食物本來就不是要一年到頭每餐食用。

消化力會在冬季時增強

現代科學證實了古老的阿育吠陀健康科學幾千年來的看法，即人體消化力會在冬季時增強。例如，有份研究發現澱粉酶的增加是為了因應寒冷的冬季氣候，而這種體內的消化酶可以分解糖和小麥。雖然小麥含有天然的澱粉酶來抑制穀物的消化，但是人類的消化系統卻找出了解決之道，那就是在冷冽的冬季多分泌體內的澱粉酶。一個研究就指出缺乏澱粉酶與小麥過敏症和麵包師哮喘有關，也認為有部分的小麥過敏是因為糖不耐症而不是麩質不耐症。副交感迷走神經反應也會在冷冬月分增強，這是人體負責休息和消化的神經系統反應，可以促進消化。人體隨著晝夜節律的變化，會自然而然強化自身消化當季食物的能力。

根據阿育吠陀的觀點，在冬天增強體內的消化火，這也可以達到在較冷的冬季時節暖和身子的功效。反之亦然，在夏日，身體則會散熱以求生存，消化力道因而自然減少。幸運的是，整個夏天，大多數的夏收蔬果都會先於莖幹上受到烈日烤煮，也就是某個程度上被事先消化過了，身體因此不需要太強的消化火。當然，如果你以農場為生，並直接食用取自農地的作物，這種方式就相當奏效；然而，如果你的夏日飲食是充滿了漢堡、薯條、烤肉和奶昔，你的夏季消化力道就可能不足以有效分解這些食物。

長壽的生活型態

跟我一起做個小小的夢。想像一下自己享用著含小麥和乳製品的一餐，但是沒有討厭的副作用……

- 想像一下結束一天生活的你還是保有著一天開始時一樣的精力。
- 想像一下度過了一天生活的你沒有整天想要吃甜食、咖啡或洋芋片。
- 想像一下沒有鬧鐘就早起的你是精神抖擻而且幹勁十足。
- 想像一下不覺得生活是一場掙扎的你，彷彿乘著一股清風，正順著生命之河快樂地漂浮前進。

這些都不是白日夢；這些是覺知到大自然的循環並與之連結的真實生活狀態，而新的晝夜節律醫學也已經證實，與大自然的晝夜節律同步生活會帶來好處。

古代智慧和晝夜節律科學中的大自然循環

根據阿育吠陀和傳統中醫的類似原理，大自然有著兩組十二個小時的循環，每組循環又均分成三個小循環。每個四小時的小循環都與特定的身體功能有關，這些功能受到下述元素的主宰：

- **瓦塔**（Vata，風元素）：掌管神經系統。
- **皮塔**（Pitta，火元素）：掌管消化和新陳代謝。
- **卡帕**（Kapha，土元素和水元素）：掌管免疫系統和結構力。

以下是阿育吠陀讓身體與大自然節律同步的每日生活作息，這份作息流程也受到晝夜節律科學的肯定：

第一組白天十二個小時：早上六點到晚上六點

- **早上六點到十點**：卡帕增加，相當於土元素和水元素，對應的季節是冬末和早春。太陽在這段時間尚未達到最熾熱的狀態，是從事運動和體力勞動的最佳時段。這是每日的沉重時間，表現在你可能睡過頭而出現僵硬和呆滯的感覺。對於日出即起床的你，這份沉重感會讓你有較充沛的體力。要在這段時間裡吃一頓分量適中的早餐，這不僅是你一天可靠的精力來源，也有助於減肥和降低疾病。

- **早上十點到下午兩點**：皮塔增加，相當於火元素，對應的季節是晚春到夏天。由於人體的消化火在這段時間最為強大、熾熱和旺盛，就像是頭頂上日正當中的大太陽一樣，這是放鬆和進食一天最豐盛餐點的最佳時段。每天盡早好好吃一頓早餐和午餐，這經證實可以帶來許多好處，包括降低膽固醇和壓力。還不只是如此而已，我們在中午吃進的蔬菜為人體提供了最強大的營養藍圖，這是來自大自然的完美營養禮物，中午左右也是身體消化小麥和乳製品等食物的最佳時間。
- **下午兩點到六點**：瓦塔增加，相對於風元素和空元素，對應的季節是秋天和冬天。這是人體神經系統在一天之中比較活躍的一段時間，因此是心靈和創造能量的最佳時間。若在此時想吃甜食或喝咖啡，那就表示出現精力不振、血糖問題、消化不良，或是午餐吃得不夠。油膩食物不好消化，所以傍晚是來一頓清淡晚餐的最佳時間。

第二組夜晚十二個小時：晚上六點到早上六點

- **晚上六點到十點**：卡帕增加，相當於土元素和水元素，對應的季節是冬末和早春。這是每日的

「笨重」時間，皮質醇濃度下降，這是開始準備就寢的理想時間。

- **晚上十點到早上兩點**：皮塔增加，相當於火元素，對應的季節是晚春到夏天。這是就寢的最佳時間。大腦的淋巴管以及最終是肝臟，都在這段時間排毒（如同清潔工刷洗地板和窗戶一樣）。如果你經常在這段期間不睡覺或從睡夢醒來，身體的自然排毒過程就會受到干擾。
- **早上兩點到六點**：瓦塔增加，相當於風元素和空元素，對應的季節是秋天和冬天。在太陽升起前，神經系統會開始騷動，這是等待太陽升起前的沉睡和自然甦醒的最佳時間。在傳統文化中，太陽升起是人展開一天工作的時刻，黎明前則是沐浴、做瑜伽、冥想和禱告的時間。

何時就寢

想像一下你在大半夜才上床睡覺，然後隔天早上十點起床。起床後的你有什麼感覺呢？當我在討論會上提問這個問題（我不會讓青少年回答），多數與會人士都說自己的身體僵硬和頭腦昏沉，好像自己睡太多一樣。

想像一下隔晚你在晚上八點就上床睡覺，然後次日早上六點起床。兩相比較之下，你的感受如何呢？多數與會人士都毫不遲疑地說，自己感覺休息更多、思考較敏捷、更清醒、身體較柔軟，彷彿自己睡了很棒的一覺。

令人訝異的是，這兩個夜晚的睡眠時間都是十個小時。這兩個夜晚帶給你的不同感受並不只是跟睡眠時間有關，真正有關係的是你何時入睡。這個例子說明了，與晝夜循環同步或脫節所產生的差異。

吃些什麼

隨著農夫市場、農地共享和社區互助農業計畫的興起，食用當令食物和取得新鮮烘烤的發芽穀物發酵麵包成了再簡單不過的事。在工業時代之前，人們傳統上被迫只能依隨季節食用在地食物。現代人有了選擇，這卻也造成了我們的毀壞，關鍵就是要盡量多吃新鮮有機的當令食物。

不過，阿育吠陀醫學的季節性飲食卻一點也不嚴肅刻板，根據大自然的三次收成，將世界上的所有食物歸類出當季採買清單。這些採買清單是依據每年大自然的三次主要收成時節：春天、夏天和秋冬交接之際。在我的著作《三季飲食》（*The 3-Season Diet*）、本書的附錄、和我的網站 LifeSpa.com，你都可以找到三季採買清單。

> 與其思考不能吃哪些當季食物，還不如想一想自己可以多吃哪一些當季食物。

只要消化系統變強了、吃的是健康種類的小麥、未加工處理的麵包、加上身體的淋巴系統暢通了，你就可以大大提升消化食用小麥的能力。

若想開始修復身體的消化力，關鍵就是食用當季收成的食物，並少吃不在當季採買清單上的食物。當令食物是大自然對最佳健康所開的處方，隨著季節遞嬗，營養含量會改變，土壤裡和我們吃的食物裡的微生物也會每季更替，如此一來，組成百分之九十的人體細胞的微生物也會依隨季節調整來達到最佳表現。

這些採買清單使用容易，就是圈選出當季自己喜歡吃的食物，並且多吃一些。有標記星號的食物被認為是該季節的超級食物，對於促進健康尤為有益。

準備三餐的基本指南：

- 盤內應有百分之五十的綠色蔬菜。
- 盤內應有百分之二十五的蛋白質食物（堅果、種籽、豆類蔬菜、豆子、乳製品、肉類和魚）。
- 盤內應有百分之二十五的澱粉類食物（馬鈴薯、甜菜、胡蘿蔔、水果和全麥等澱粉類根莖蔬菜）。
- 隨著消化力改善，你需要的食物量就會減少，你選擇的食物種類也會自然地改變。過了一段時間之後，嘗試限制自己攝取的動物蛋白質的分量，並且用富含天然好脂肪的植物性蛋白質來加以取代。如果你是吃肉的人，可設定整體熱量的百分之十是來自動物肉品。

- 添加或使用有機油來煮食，如印度酥油、椰子油或奶油，肉類可以淋上頂級初榨橄欖油。
- 在比較寒冷的冬季月分可以增加脂肪和蛋白質的攝取量。如果你照著當季採買清單，這就會自然而然地發生。

什麼時候吃

如同本章先前的討論，你可以每日與自身的生理時鐘同步進食輕鬆平衡的三餐，但是不吃零食。盡量讓午餐是每天中最豐盛的一餐，晚餐則要早點吃並要清淡一些。

> 晚餐的英文字「supper」是源自於法文的「souper」，指的是湯。從歷史來看，晚餐就是一碗湯這樣的一小份補充性餐點。

當我們白天攝取了每日所需的大部分食物，而晚上只少量進食，生活會過得比較好。儘管晚上進食已經成為一種規範，但是人們在不久之前都是在下午四點或五點吃晚餐。為了顯示從早到晚進食多餐所帶來的風險，有項研究進行了比較，一組人每天只吃早餐和午餐兩餐，一組則是每天從早到晚吃六小餐。只吃早餐和午餐的那組人的體重顯著下降、血糖濃度受到節制、胰島素敏感度增加，並且肝臟的脂肪囤積減少。研究中的兩組人都攝取相同的熱量，但是身體卻對不同的飲食安排有著截然不同的反應。當然，你吃下的食物分量和食物品質確實有影響，可是何時進食在身心健康中也扮演著重要的晝夜節律的角色。

我在第十一章將會深入說明每日三餐和少量多餐的差異，同時也會教讀者如何燃燒更多脂肪。

怎麼吃

有句老話說道：「站著吃東西，死神就會虎視眈眈地看著你。」直到今日之前，世界上只要有人類歷史紀錄的地方，進食一直是一件神聖的事情，如今卻是似乎不一邊看電視、上臉書、打簡訊或讀雜誌，那一餐似乎就不是那麼讓人滿足。請盡可能讓進食時間成為每天一段特別的時光，事先計畫好每日均衡三餐的進食地點和時間。邊動邊吃或吃得有壓力都會啟動主管戰鬥或逃避的交感神經系統，而讓消化功能真正停頓。輕鬆平靜地進食，可以增進專司休息和消化的副交感神經系統的運作而促進消化功能。

一九八〇年代末期，當時的我是狄巴克・喬布拉（Deepak Chopra）的阿育吠陀中心的共同主持人。有許多重症病人或末期病人到我們的診所求助，他們會待上一星期到兩星期進行排毒和做瑜伽、學習冥想、花時間擁抱大自然，並且食用阿育吠陀美食。

每次療程結束的時候，我都會問每個人相同的問題：「你在這個星期裡學到的最重要的事情是什麼？」我總是滿心期待聽到他們告訴我自己是如何愛上了阿育吠陀按摩和瑜伽，但是我卻反覆再三地聽到他們說著相同的事情，請記得，那些病人多數是癌症病人，那就是他們可以坐下來、放輕鬆、停下來好好地享受一段進食的過程。他們告訴我，在日常生活中，自己吃東西總像是在替車子加油，加滿了就立即上路。

當你試圖消化食物的時候，副交感神經系統若被活絡了，即可引發極大的差異。輕鬆自在地坐下來，讓我們的感官嗅聞、品嚐和體驗食物，而這一切都可以開啟消化過程。

對於行色匆匆的現代生活來說，咀嚼似乎也是一個言過其實的概念。混合拼裝的膳食，榨打成汁的水果，而一切東西都在匆匆忙忙之中狼吞虎嚥下肚。雖然大家都知道咀嚼對消化有所助益，可是幾乎沒有人了解到，咀嚼食物真的有助於人們紓解壓力、提振心情，並且強化認知功能和注意力。咀嚼過程似乎會啟動副交感神經反應而使得神經系統鬆弛，消化程序才得以開始進行。因此，在你下次正要匆忙地猛吞食物之前，請盡可能讓自己坐下來，享受咀嚼和進食的時光。

我們是不是吃太多了？

由於美國已有三分之一的人口過重，所以研究人員一直尋找著如何解決美國肥胖症不斷成長的方法。肥胖症與所謂的「代謝症候群」有關，是一種腹部肥胖、高血壓、高血糖、三酸甘油脂偏高以及高密度脂蛋白膽固醇偏低的綜合症狀，而許多專家都將肥胖症和代謝症候群的人數增加怪罪在麩質身上。

在《營養研究與實踐》（*Nutrition Research and Practice*）期刊上的一篇大型研究報告中，由於飲食與肥胖症息息相關，研究人員比較了美國人在一九七〇年到二〇〇八年之間的飲食演變趨勢。他們並沒有發現跟小麥和乳製品相關的飲食趨向，不過卻發現了一種關聯食品，那就是在食物鏈中無處不在的生物工程生產的玉米，常見於高果糖玉米糖漿，而這與肥胖症的成長有關。

我可以斷言，在可見的未來會出現把一切歸咎於玉米的新興飲食潮流，就像是小麥被視為禍首的當今情況一樣。許多食物會被怪罪是讓人有食物不耐症的原因，然而那些食物的加工處理特質，以及消化力虛弱的人們過度食用那些食物，可能才是真正的始作俑者。

絲毫不意外的是，研究人員同時發現了，肥胖等級的成長與缺乏體能活動之間的相關性。在後續幾章談論淋巴和運動的章節中，我會說明體能活動的普遍缺乏，以及此現象與淋巴阻塞和麩質相關病症之間的關聯。

有些研究則認為，這個發展趨勢可能是肇始於飲食分量的增加。根據《美國公共健康期刊》（*American Journal of Public Health*），從一九七〇年代迄今，美國人的每日熱量大卡（kcal）已經增加了五百大卡。這幾乎是增加了百分之二十五的食物消耗量，而此增長數據非常接近美國肥胖等級成長近百分之三十三的數字。

有趣的是，星巴克在一九七一年開幕營業，並於一九九五年推出了星冰樂（Frappuccinos®）。二〇一五年，美國人最愛的飲品就是十六盎司（一盎司＝二十八・三四九五克）的大杯星冰樂，這是焦糖可可融合飲料，共含有四百七十卡熱量和七十五公克的糖。我就不告訴你二十四盎司的超大杯星冰熱的熱量和糖分有多少了。算了，我還是說好了……一杯含有五百九十卡熱量和九十七公克的糖！

若想解決肥胖症、代謝症候群和活得更久，最有效的解決方法就是「限制熱量」，基本上就是要少吃一點。在這種情況下，小麥是有罪過的。不需懷疑，小麥確實已經被過度食用、過度生產和過度加工。

雖然控制攝取量在剛開始的時候可能不容易，但是只要開始隨著身體的晝夜節律來攝取均衡的飲食，等到消化力改善了，你的身體就能更有效率地燃燒脂肪，你也會發現自己吃得更少而覺得滿足。

我的診間小案例

莎莉是我的一個病人，我記得她為了體重增加、消化問題和反覆發作的憂鬱症來向我求診。在同年四月回診的時候，她向我抱怨自己沒有食慾。她說自己的體重下降了且心情好很多，總之就是覺得很棒，但是問題是她現在就只想吃沙拉，事實上是到了渴望的地步。

幫她徹底評估狀況之後，我的結論是因為春天已經來到的緣故，這個時候的季節性收成是春天蔬菜和菠菜沙拉，她的食慾正是滿足著她應該要有的渴望。人不應該要用意志才能強迫自己少吃，而應該是只要消化健康就很自然地少吃。

丹妮兒也有向我求診的類似經驗，她是為了消化問題來找我。當她回診的時候，她顯然並不快樂。我先問她肚子痛的問題，她答說自己覺得消化方面好多了，也已經不會肚子痛了。她接下來卻告訴我自己變得不想喝咖啡，可是才剛買了一台很貴的義式咖啡機，現在卻用不到。我提醒她，我並沒有要她不喝咖啡，可是只要消化狀況恢復平衡之後，身體自然而然地會調整食慾和飲食以便攝取需要的東西。雖然肚子不痛了，她卻為了現在不想喝咖啡而不開心！

在關於消化健康的所有方法中，少吃可能是最有效的，但是少吃的狀態應該是要自然形成的。追溯到一九三五年，當時出版了第一篇關於熱量限制的研究，文中建議，在不感到飢餓或到達絕食的狀態之下來進行熱量限制，人的壽命就可延長並能避免疾病。

有份至今是在熱量限制上最為全面的研究，觀察橫跨二十年，得出了相當令人訝異的結果。這個研究把印度恆河猴（Rhesus monkeys）分成兩組，一組是沒有限制地自然進食，另一組的飲食則是相較於沒有限制的猴子要少上百分之三十的熱量。

經過了二十年之後，沒有限制飲食的猴群死了百分之三十的猴子，而有熱量限制的猴群則只有百分之十三的猴子死於老化相關的疾病，這說明了老化相關疾病的風險會因為熱量而降低將近三倍。比起控制組，熱量受到限制的猴子只有一半出現心臟疾病的狀況，而且沒有一隻受到熱量控制的猴子罹患糖尿病，可是卻有百分之四十盡情大吃的猴子出現糖尿病或是前期糖尿症狀。

人類也是如此！當一群成年人只要在兩年到六年的時間減少百分之二十的熱量攝取，他們的血壓、血糖、膽固醇和體重都會明顯獲得改善。

縱觀所有的研究，就只要少吃百分之二十到百分之三十的食物來說，實在很難有其他的調解方式能在健康長壽上帶來這麼驚人的益處。此外還附帶一個好處：當食物和血糖濃度降低，身體細胞會活得更久，而細胞的粒線體也能合成三磷酸腺苷（ATP）來提供更多精力。

只要不飲食過度，我們顯然有長壽健康的遺傳基因，關鍵就在於我們燃燒的是哪一種燃料。其實不是小麥，糖才是引起當今許多健康問題的根本成因。過度攝取單一碳水化合物和糖，結果就是讓我們失去了燃燒脂肪的能力。我在第十一章會對此進一步說明。

強化消化和減少食量的策略

根據哈佛大學教授丹尼爾・李伯曼（Daniel Lieberman）的看法，當我們比較古代人和現代人，約百分之三十五的古代人飲食是包括了小麥在內的碳水化合物，現代人的飲食則是約百分之四十五。乍看之下，增加幅度不大。然而，在老祖宗的飲食中，只有百分之二的碳水化合物是糖，我們現在則是百分之三十！古代人每天約吃一百公克的纖維，我們現在卻只吃十五公克到二十公克。以下是一些讓我們自然地開始減少食量的飲食策略：

多吃一些好脂肪

糖會迅速燃燒，你就會想再多吃一些，也因而很難降低百分之二十到百分之三十的熱量攝取，尤其是當你的飲食含有許多單一碳水化合物和糖。古代人攝取了較高比例的好脂肪。實際上，人體天生偏愛的燃料來源是脂肪，而不是糖。有個幫助我們減少熱量攝取的方法就是多吃好脂肪，並且少吃糖和單一碳水化合物（包括加工處理的麵包、熟製油和精製油、調味品、洋芋片、餅乾和甜食）。要開始增加脂肪攝取，就需要先少吃糖和精製碳水化合物。

談到在飲食中添加健康脂肪，我最愛的方式是每餐吃一小匙非常新鮮的有機生椰子油，這可以幫助減低食慾。等到食慾消失約一個月之後，分量就可減成每日一小匙。我喜歡把椰子油混入每天早上的熱茶裡，這可以在幾分鐘之內就將酮送到大腦（作為脂肪燃料），讓大腦快速接收到吃飽了而且要少吃一點的訊息。

我在第七章會進一步討論有益的脂肪和油品。

多吃一些纖維

增加豆子和蔬菜等纖維來源也有助於引起飽足感，你就更容易在少吃了百分之二十到百分之三十的熱量的情況下離開餐桌。你若是檢視世界各地的百歲人瑞文化，即會發現他們在早餐、午餐和晚餐都會吃的一類食物，這跟他們之所以健康長壽有關，那就是豆子。

豆子富含營養素和纖維。事實上，想要如同以狩獵和採集為主的先民一樣每日攝取一百公克的纖維，幾乎是非吃豆子不可。豆子也能幫助維護血糖健康、心臟健康、均衡體重和更多的好處，可以說是高纖食物中的極品。

對有些人來說，豆子可能不好消化。不過，根據阿育吠陀的說法，有一種豆子很容易消化並真的可以減少腸氣，那就是黃色的綠豆仁。在分瓣過程中，綠豆難以消化的莢和沒有營養的殼會剝落，而完整的綠豆具有天然抗炎和消除脹氣之效。第八章會進一步詳說這些豆子。一旦消化力提升之後，你就可以開始吃其他種類的豆子。

三餐之間多喝水

當身體缺水的時候，大腦經常會把接受到的脫水訊號解讀成飢餓訊號，使得我們不去喝水而以為自己需要吃點心。在三餐之間喝入足夠的純淨、過濾過的、常溫的普通水，有助於降低食慾。

在一份針對五十名體重過重女孩所做的研究中，研究人員指示女孩們每天喝三杯十六盎司的水，分別是在三餐的前半小時喝下。這樣的飲水量完全超過她們的每日正常飲水量。如此進行八週，女孩們的體重和身體質量指數明顯下降。研究人員因而推斷，水的攝取可以增加生熱作用而讓體重過重的人減重。

更多提振消化和重新導入小麥和乳製品的訣竅

- **訣竅一**：每次用餐半小時前要喝入十六盎司的水。
- **訣竅二**：坐下輕鬆進食。

- **訣竅三**：每吃一口就放下餐具，細嚼慢嚥。
- **訣竅四**：每餐只吃到四分之三飽，切勿過食。
- **訣竅五**：喜歡的話，每餐進食可搭配啜飲熱檸檬水。
- **訣竅六**：不要邊吃飯邊談業務。
- **訣竅七**：不要生氣或惱怒時用餐。若是如此，最好乾脆別吃那一餐。
- **訣竅八**：盡可能食用剛準備好的當令食物，不要吃剩菜剩飯。
- **訣竅九**：用餐完畢坐著休息十分鐘，或者左邊側躺讓身體進行消化。
- **訣竅十**：飯後要散步一小段路。
- **訣竅十一**：事先計畫下一餐。
- **訣竅十二**：減少添加的甜味劑，每天喝一小匙的有機生椰子油。
- **訣竅十三**：設定每日攝取五十公克的纖維。餐盤裡，一半是綠色蔬菜，四分之一是澱粉類食物，另外四分之一則是蛋白質食物。多吃一些豆子，先從容易消化的黃色綠豆仁開始。
- **訣竅十四**：先在中餐放入少量的乳製品和小麥食物，但是晚餐要避開這些食物*。
- **訣竅十五**：從這些食物開始吃：未加工的有機生乳酪，和（或）古代小麥製成的麵包或手工老麵麵包。本書第七章對此有進一步說明*。

註記：在食用小麥和乳製品之前，你可能需要依循第七章到第十四章的說明先重啓自己的消化力。

改善晝夜節律

如果你有經常性壓力、時常跨越不同時區，或是生活違反體內的生理時鐘但卻無法當下改變這種生活型態，不妨考慮攝取一些保護性的適應原草本補充品，這可以幫助身體順應晝夜節律，藉此維持最佳健康、強勁消化力和長壽安康。

某些阿育吠陀草本植物可協助重新連結身體的生理時鐘與大自然的晝夜節律，因而有提振消化力之效。有份研究指出，即使在顯著的氧化壓力之下，百克爬草（學名*Bacopa monnieri*）能夠幫助人體維持與晝夜節律之間的健康連結。

百克爬草、南非醉茄（ashwagandha，又稱印度人參）和薑黃（學名*Curcuma longa*）皆被稱為腦源性神經營養因子，有助維持大腦和情緒功能，同時也能幫助受壓的神經細胞健康再生。

晝夜節律和我們的綠色小朋友

並不是只有人類受到晝夜節律的影響，包括植物在內的一切生命形式皆然！每種植物都是大自然晝夜循環的一部分，吸引著土壤裡特定的有益微生物群，進而於植物和微生物之間創造一種共生關係。植物似乎會受惠於某些微生物，而某些微生物也會得益於某些植物所提供的營養素。

隨著季節遞嬗，土壤的微生物生態隨之變動，植物的化學組成也會因而改變，將自已依附於植物的根、莖、葉的微生物，也就如同換崗的衛兵一樣跟著更動。

這對我們之所以重要，原因乃在於，我們若是隨著季節食用食物，即可攝取當令的營養素和微生物，順應季節給予益處，就足以讓身體在每個季節保持健康狀態。這些大自然的賞賜，正是我們在四季交替之中維持健康的完美解藥。

以下章節說明

第七章探討的是該如何權衡關於現代小麥食物的許多抉擇，以及我們如何依然能夠自覺地、健康地和安全地享受麩質產品。

7 迴避食物中的現代毒素

誠如我在第一章所談的，麩質敏感之所以病例劇增，主因就是我們在過去五十年到六十年之間所攝取的小麥分量。一九六一年，美國農學家諾曼・博勞格（Norman Borlaug）引進了第一批高產量小麥作物。拜施用大量肥料所賜，他所推產的小麥滿載著粉質胚芽，而這種高產量小麥品種很快就成為標準品種。相較於古代小麥，博勞格的小麥內容物引發了不少爭議，不過，毋庸置疑的是高產量小麥的營養價值變低了。

小麥傳統上是一年只會收成一次的季節性穀物，可是當小麥開始雜交、經過更多加工處理、開始每年收成多次之後，其含糖量或是為人所知的「升糖指數」也隨之大幅提高。因此，當我們開始過度食用小麥而蔚為風氣之後，這對人體健康就造成了真正的問題。

麩質啊，無處不在的麩質

麩質成為每餐的主食，幾乎以各種不同形式充斥於美國一年到頭的餐點之中。凡是早餐燕麥片、鬆餅、三明治麵包、蛋糕、餅乾、義大利麵、披薩、黑麥餅乾、雜糧薄片、香腸、醬油、沙拉醬、肉湯塊、啤酒、改良式食用澱粉（見於許多嬰兒食品）、罐頭湯、醬料、素漢堡中的加工素肉（或稱組織化植物性蛋白質，textured vegetable proteins）等等，皆有麩質的蹤影。

顯然我們已經吃了太多麩質而出現了反效果，一定要降低麩質的攝取量。我們應該要回復到傳統飲食，就是人類已經行之數千年的食用和準備小麥的方式，如此方能讓我們的消化道從過食小麥中恢復健康。

從較健康的吃小麥傳統來看，我們現在背離最多的或許是縮短了麵包的發酵製程。當麵包的需求越來越高，從麵粉到做成麵包的處理時間也從數天縮短到兩小時，甚至還出現了「即時」商業麵包麵團，發酵的時間可以少到幾乎為零或是十五分鐘之內。

發酵：老麵種的神奇力量

當我們讓水和小麥麵粉一起靜置時，它們會開始乳酸發酵。在發酵的過程中，小麥天生含有益生菌微生物，即乳桿菌，就會開始發酵並吃掉小麥裡的糖類和麩質。如此一來，使得小麥的升糖指數會自然下降，麩質含量也能顯著降低。

一份發表在二〇〇七年的研究顯示，用小麥做成的老麵麵包可以完全不含麩質。當老麵麵包是以特定的乳桿菌菌株製作而成，這種麵包的麩質含量為百萬分之十二，而只要含量少於百萬分之二十即可視為是不含麩質。沒有經過乳酸發酵的相同小麥做成的麵包，其麩質含量則達百萬分之七萬五千。

> 經過緩慢發酵的老麵麵包可以完全不含麩質。

許多研究都指出，與其他麵包相較，老麵麵包讓血糖升高的程度較低。例如，在一項研究中，葡萄糖耐量受損的人食用老麵麵包或一般麵包，老麵麵包產生的葡萄糖和胰島素反應明顯降低了。由於製作老麵麵包需要長時間的緩慢發酵過程，身體會因而比較容易吸收重要的營養素，如鐵、鋅、鎂、抗氧化劑、葉酸和其他維生素B群。

製作老麵麵包的過程中，麩質會被分解成實質上對有不耐症的人無害的東西。在一份義大利的小型研究中，於食用老麵麵包六十天的期間，乳糜瀉病人沒有一點臨床上的抱怨，他們的活檢也顯示腸道黏膜沒有任何變化。

從雜貨店或甚至是健康食品店買來的麵包，與經過長時間發酵做出來的傳統麵包有著天壤之別。理想的麵包應該採用這樣的材料：有機小麥、發酵酵頭、鹽和水。

對比之下，以下例子是一款暢銷的有機老麵麵包的材料清單，請你檢視看看是否可以挑出有哪些添加材料是為了要加速發酵過程。

材料清單：天然小麥麵粉、水、海鹽、有機醋、有機燕麥粉、有機大麥麥芽、有機高油酸葵花油或紅花油、酵母、有機小麥麩質、培育有機小麥澱粉、有機全小麥麵粉、抗壞血酸、天然酶。

添加麥芽、油、醋、澱粉、維生素和額外麩質，都是為了加快發酵過程，或者是為了改良口味。請謹記，正是傳統發酵自然緩慢的過程才能夠分解麩質和植酸等穀物的抗營養因子，並賦予了傳統烘焙的麵包令人讚嘆的香氣和口味。有機會接近一家工業麵包生產工廠的話，你會聞到廠裡傳出陣陣令人作嘔的氣味，跟傳統發酵的麵包形成了強烈對比。

這個暢銷品牌的麵包有著如上的長串材料清單，而它實際上已經算是市面上比較好的商業麵包品牌了。不過，我在此列出一些洩露蛛絲馬跡的問題：這個麵包可以保持柔軟新鮮的外觀，而且可在架上販售好幾個星期才發霉壞掉，或者更是永遠不像以往的麵包一樣會隨著時間變硬。

試著上網搜索「有機、手工、發酵麵包」等關鍵字，尋找你居住的城市裡專製傳統長時間發酵的低升糖指數麵包的麵包師傅。另外一個選擇則是瑪娜有機食品（Manna Organics），可以上網網購這家烘焙坊販售的有機老麵麵包，材料只用了麵粉、水和鹽。

雖然現在全美各地不斷冒出許多手工烘焙坊，都是用古代小麥和採用較長發酵時間來做麵包，但是學習自己烘焙低升糖指數和低麩質的麵包可是個充滿樂趣的居家活動。我推薦使用荷蘭鍋（Dutch oven）來做麵包，不含鋁的Le Creuset和Lodge就是很棒的鍋具品牌。

註記：在本書的附錄B，我提供了兩份老麵麵包食譜。其中之一是來自法國盧爾德（Lourdes）的一家傳統麵包店的歐式老麵麵包食譜，是我的母親居住在歐洲時得到的食譜。另外一份則是來自凱西•利津察（Cathy Ligenza），她是我經常任教的美國麻州雷諾克斯克里帕魯瑜伽健康中心（Kripalu Center for Yoga and Health in Lenox）的首席麵包師。凱西的麵包很少見，是我吃過最棒的麵包。我們眞的是很幸運，能夠擁有這兩道傳統老麵麵包食譜。

發芽穀物、浸泡穀物和發酵穀物

穀物是休眠的種籽，靜待著理想的環境才會萌芽生長成小麥、稻米、大麥或燕麥草。所有穀物和豆類都有植酸鹽和酶抑制劑等抗營養因子，穀物因而可以冬眠，等到濕潤且較暖和的來春才開始發芽。

有些人會有消化植酸的困難。研究顯示，將穀物浸泡、發芽或使其抽長的方式能夠增加植酸酶，而這種酶可以分解小麥、其他穀物和豆科植物裡的植酸，這樣一來，消化力較弱的人即可更容易消化這些食物。製作老麵麵包的發酵穀物程序其實也有相同的效果，因此許多手工麵包師傅跟本書的老麵麵包食譜的師傅的做法一樣，都會在烘焙麵包之前先行浸泡和發酵麵粉。

當你的消化系統很虛弱，浸泡過、發酵過或發芽過的穀物不只會中和掉植酸，也能消解掉如小麥胚芽凝集素等種籽裡的酶抑制劑，這樣一來就會促進許多益酶的產生。這些益酶的活動同時會讓許多維生素增量，尤其是維生素B群。

種籽若要發芽抽長，就要用盡大部分的穀物澱粉量來迸發出一股成長能量。如此一來，發芽穀物的糖含量就會降低，浸泡過、發芽過和抽長過的穀物的升糖指數也會變低。

有些研究主張，發芽的結果會增加穀物的維生素、礦物質、蛋白質、脂肪和纖維含量。不過，之所以出現這種增量的情況，一般認為是澱粉含量減少而讓穀物的營養含量比例改變的關係。

在市場上或在地手工麵包坊，現在已經買得到浸泡過和發芽過的穀物、豆科植物和麵包，許多健康食品店的麵包坊都是採用傳統工法做麵包。生命之糧（Food for Life）和阿爾瓦拉多（Alvarado）就是兩家全國性品牌，也製售發芽穀物麵包。使用的材料其實就透露了良好品質麵包的訊息，不買使用了熟製油、甜味劑和添加物的麵包，要買就買只用（發芽過的）小麥、水、鹽，或許再加上老麵酵頭的麵包。

植酸的好處

由於一些研究的關係，植酸一直遭到批評，認為會阻礙人體吸收鐵、鋅、鈣和鎂等特定礦物質。不過，對於高穀物或植酸飲食是否會導致礦物質缺乏，這在科學文獻中還沒有形成共識。或許某種鈣質的吸收量因而減緩了，可是並沒有證據顯示這與骨質密度的問題有關，至於採行最高量穀物性植酸飲食的素食者，也似乎沒有出現研究所宣稱的礦物質缺乏的情況。

事實上，穀物作為主食已經有三、四百萬年的歷史，裡頭的植酸似乎好處很多，而其難以消化的本質可能是一個更大且更重要的人體計畫的一部分。例如，植酸會減緩飯後的糖類吸收，進而降低膽固醇和三酸甘油脂。植酸也可以減少高血鈣症和腎結石的風險，並有對抗結腸癌的特質。

穀物或許不是人體礦物質的主要傳送系統，那可能更應該是蔬菜和綠葉菜的功用所在。小麥與大麥、黑麥、斯卑爾脫小麥和燕麥等其他穀物都富含纖維，其中燕麥和大麥（麩質穀物）含有豐富的可溶性纖維，而小麥則有大量的不可溶性纖維，而整體來看，小麥是擁有最高纖維量的穀物之一。小麥內含的植酸和纖維能夠延遲小腸吸收某些營養素和抗氧化劑，讓它們在未消化的情況下被傳送到結腸去餵養大腸裡的多數微生物，而真正肩負著人體的健康、免疫、情緒和消化的重責大任的正是這些微生物。

事實上，在大腸裡，小麥的纖維確實會讓短鏈脂肪酸的酪酸的產量倍增，而這是來自腸道微生物的發酵作用。這是我們先前談論過可以在奶油和印度酥油發現的超級食物脂肪酸，可以維持腸道健康和幫助排毒。由於小麥纖維而增加的酪酸產量經證實可以降低結腸腫瘤形成的風險，並保護腸壁免於出現癌症和腸道損傷。

植酸的抗氧化劑被發現能夠促進細胞凋亡，也就是加速結腸癌症細胞死亡的速度，這也支持了植酸具有極大好處的理論。最新研究也表示，植酸和小麥的不可溶性纖維等抗營養因子並不會在上消化系統被消化，而這是為了強化下消化系統和促進有益微生物的滋生。倘若我們對植酸敏感的話，其意味著不過是我們還需要強化自身的消化力。

WGA：小麥胚芽凝集素

小麥胚芽凝集素是小麥內含的一種凝集素或抗營養因子，作用是保護小麥種籽在土壤裡等待來春解凍發芽的期間免受蟲害和衰敗。在這個世界上，包括稻米在內的穀物和種籽、所有豆類、乳製品，以及番茄和馬鈴薯等茄屬植物，都有自我保護的凝集素或其他抗營養因子。人類以稻米和豆類為主食已經有好幾千年的歷史，因此我們不該食用所有穀物和豆類的說法似乎不甚合理。檢視百歲人瑞文化的飲食，他們經常活到超過一百歲，吃的都是上述富含凝集素的食物，或許我們還需要多加學習才能了解攝取這些食物的微妙之處。

雖然小麥胚芽凝集素和其他的凝集素被許多研究貼上有毒、炎性、神經毒素和引發癌症等標籤，並認為這是我們不應該吃穀物的原因，但是有些研究已經開始扭轉我們的看法。

舉例來說，有個研究揭示小麥胚芽凝集素對消化道有益，並有抗腫瘤的特性。事實上，研究人員現在正專研小麥胚芽凝集素作為新抗癌藥物的活性原料的可能性。

如同我先前的說明，完全了解人體如何消化小麥是個尚在進行的科學工作。雖然不斷有不利於穀物和小麥胚芽凝集素的證據，可是卻也有支持穀物的令人信服的科學主張。就我而言，其中較令人信服的主張是認為問題是出在人體消化系統的崩壞，我們若不處理根本問題的話，人類在未來就會逐漸無法忍受越來越多的食物。

另一方面，攝取小麥則被認為能夠防止結腸癌、肥胖、心血管問題、憩室炎、便祕和腸躁症

（irritable bowel syndrome, IBS），加上人類已經消化小麥的幾百萬年歷史的事實，我們似乎現在才正開始對小麥進行全面認識。

更容易消化的麩質穀物

斯卑爾脫小麥是一種耐寒高纖的小麥，相較於一般小麥種類，其植酸含量少了百分之四十，並且有更高的酸酶植活動。比起多數的小麥，斯卑爾脫小麥也明顯有較多的礦物質含量，也就是說這種小麥可能更好消化。因此，當我們在飲食中再度食用小麥時，更營養的斯卑爾脫小麥應該是我們的首選麥種。

黑麥麵包的升糖指數比一般小麥麵包要來得低，這表示黑麥是控制血糖的較佳食物選擇。同樣含有麩質的黑麥和大麥都獲證實能夠增加腸道的酪酸量，而得以維持腸道健康和穩定血糖。瑞典瓦莎（Wasa）和挪威卡甫力（Kavli）的品牌餅乾的原料就是黑麥、鹽和水。

大麥是種麩質穀物，如同燕麥一樣，既富含有黏性可溶性纖維，又有助保健心臟健康。大麥含的纖維叫做β-葡聚醣（beta-glucan），研究顯示能夠抑制食慾，並且降低整體膽固醇、低密度脂蛋白膽固醇和三酸甘油脂。β-葡聚醣是黏性可溶性纖維，能夠阻擋所吸收的糖進入血液之中。大麥纖維也可以吸聚有毒的膽汁而導引其從腸道排出到馬桶中，進而維護膽囊健康和肝臟功能。研究證實，大麥的β-葡聚醣纖維亦可預防肥胖、高血糖和代謝症候群，這是結合了血壓、血糖和肥胖問題的病症。

古代小麥的好處

小麥種類若是選用得當的話，即可改變人體消化小麥的狀況。研究顯示，與現代的雜交小麥相較，古代小麥在基因方面更加單純。例如，栽培一粒小麥是現今所知最古老的麥種，只有十四條染色體或七組雙倍染色體（兩兩配對的染色體）。常用於製作義大利麵條的杜蘭小麥、栽培二粒小麥（有時也稱為法羅小麥）和卡姆麥也都是古代小麥，則有二十八條染色體，即為所謂的四倍體小麥，意指這些小麥是三個染色體配對成套。最常用於麵包製作的斯卑爾脫小麥則有四十二條染色體，這是六個染色體配對成套的六倍體小麥。

研究已經證實，小麥的染色體越多，麥膠蛋白含量就越多，而一般認為麥膠蛋白是麩質中較難消化的部分。

另一個研究的研究人員則是主張，根據這些染色體因子來選擇小麥，就可以減少腹腔的免疫抗原性潛能。換句話說，如果消化力虛弱，則要選擇染色體數目較少的小麥產品，往往就是較古老的麥種，因為內含的麥膠蛋白比較少，麩質敏感的人就比較容易消化。

相較於現代六倍體小麥，許多古代的四倍體小麥（如杜蘭小麥、栽培二粒小麥和卡姆麥）含有較高的抗氧化劑以及較高的植物固醇，而這兩種內含物有益於人體健康。植物固醇有助於維持健康的膽固醇含量和心臟健康，擁有抗炎特性，甚至被認為可以降罹癌風險。

人體只要擁有強健的消化力和健康的腸道內皮，理當能夠消化所有未加工處理的小麥，當然，若是診斷出確實患有乳糜瀉的話就另當別論了。有些小麥比較少經過雜交，故而明顯比其他麥種來得更好且更容易消化。如果你計畫吃很多小麥，選擇食用的麥種就變得很重要，因此購買時要小心，或是自己烘焙小麥食物。倘若要自行在家烘焙的話，復甦穀物（Resurgent Grains）是網購有機全麥麵粉的極佳通路。

雖然古代小麥較易消化，但是只要有強健的消化系統即可好好消化現代小麥。使用現代小麥做成的老麵麵包看來也不會出現什麼問題，如生命之糧出品的以西結書 4:92（Ezekiel 4:9）系列的百分百全穀物發芽麵包，或是瑪娜有機食品的瑪娜麵包（Manna Breads®），它們都是正宗的發芽麵包，容易消化多了。

談談大豆：昔日的毒物，今日的食物？

如果你對小麥和乳製品感到困惑的話，大豆或許是最讓人一頭霧水的難消化食物。根據中國古代文字，傳統的觀念是大豆並不適合人類食用。不過，在中國人發現可以培育或發酵大豆之後，大豆的聲譽就大幅轉變了。雖然依舊不該食用未發酵的大豆，但是經過發酵過程之後，大豆就沒有了有毒的抗營養因子，實際上更會帶來驚人的健康效益。明朝時期，發酵過的大豆食物「納豆」被納入了中國草本醫學《本草綱目》，作為療治許多疾病的營養處方。

現在有許多專家都相信，就像天貝（tempeh）、納豆、味噌和傳統釀製醬油，發酵是消解大豆內含的危險抗營養因子的唯一方法。不幸的是，豆腐是美國最廣泛食用的大豆製品，但是卻未經發酵，因此很難消化而成為消化問題和食物過敏的普遍成因。

連同所有豆類、小麥和多數穀物，大豆天生就有人體難以消化的某種保護性抗營養因子，而許多植物則受到毒性抗營養因子的保護，以避免蟲害和遭到動物吃掉的危險。豆類尤其如此，其抗營養因子鼎鼎有名，相信許多人可能都親身經驗過，故而使得豆類難為人體所消化。

然而，大豆不同於多數豆類，由於其內含的抗營養因子並無法透過洗滌或烹飪來去除，反大豆的研究因而認為大豆會造成重大的健康風險。不過，與小麥相似，無疑的是，經過發酵的大豆的內含抗營養因子就會被細菌分解掉，大豆就會變得較好消化，就如同老麵麵包的情況一樣。話雖如此，小麥內含的如植酸等抗營養因子，還是比大豆的抗營養因子容易消化一些。良好健康的消化系統足以分解小麥的抗營養因子，即便是未經發酵製程的小麥也沒問題。請記得，務必購買非基因改造生物的有機大豆製品。

基改生物造成的腸道傷害

麩質敏感病例急速增加，現在已經影響了超過一千八百萬的美國人口，部分原因或許是食物來源出現了基因改造生物（genetically modified organisms, GMOs）。所謂的基因改造生物，指的是透過實驗室的基因工程（genetic engineering, GE）去人工操控物種基因而產生的生物體。這種基因工程創造出了植物、動物、細菌和病毒基因的不同組合，而這些組合在自然界中不會出現，就算是經由傳統雜交育種方法也不會。雖然小麥並不是（至少現在還不是）基改作物，但是根據新的研究發現，食用基改生物和現今麩質不耐症的增加速度有著引人關注的關聯性。

基改生物引入美國食物供應源是在一九九〇年代中葉。時至今日，美國市場上可見九種基改食品作物：

一、大豆
二、玉米
三、棉花（油）
四、菜籽油
五、甜菜糖
六、櫛瓜
七、黃色南瓜
八、木瓜
九、紫花苜蓿

此外，以下是來自基改作物的常見材料清單，且可見於加工食品中（請參見www.nongmoproject.org）：

- 胺基酸
- 阿斯巴糖
- 抗壞血酸
- 抗壞血酸鈉
- 維生素C
- 檸檬酸
- 檸檬酸鈉
- 乙醇
- 調味料（不分「天然」或「人工」）
- 高果糖玉米糖漿
- 水解植物蛋白
- 乳酸
- 麥芽糊精
- 糖蜜

- 麩胺酸鈉
- 蔗糖
- 組織化植物性蛋白質（TVP，即加工素肉）
- 三仙膠（Xanthan Gum）
- 各類維生素
- 酵母製品

某些基改作物被視為「抗草甘磷」（Roundup Ready）作物，這樣的作物經過了基因改造工程而含有除草劑「年年春」（Roundup），其活性成分就是素為人知的含毒性的草甘磷（glyphosate）。「抗草甘磷」作物包括了基改的大豆、玉米、菜籽、紫花苜蓿、棉花和高粱，至於基改小麥現在則還在發展階段。此外，「年年春」有時會大量噴灑在非有機小麥和基改作物上頭，作用是除草和加速作物收成。

不幸的是，製造基改生物的公司（如美國孟山都公司〔Monsanto〕）對政府進行強力遊說，以致於要求標示出基改生物的立法不斷受挫。基改生物現在完全不需要鑑定或標示，不過，若能只食用有機食物，或是「非基改生物計畫」品牌的產品，即可避免吃到這些經過基改的食物。

再者，基改甜玉米都透過基改工程而成為「抗草甘磷」作物，並會自行製造名叫Bt毒素（Bt Toxin，即蘇力菌〔bacillus thuringiensis〕）的殺蟲劑，結果是這種殺蟲劑勢必會擴散到市面上所有非有機的基改玉米產品之中。例如，每次外出用餐食用到非有機的食物的時候，不管是以玉米製成的植物油、玉米糖漿、玉米澱粉、美乃滋、番茄醬、洋芋片、玉米薄餅（tortillas）或玉米本身，就可能吃進了一些基改玉米的殘留物。

噴灑年年春的小麥

大多數民眾都不知道，過去十五年來，某些區域（主要是美國北達科他州和南達科他州，以及加拿大的部分地區）的小麥農都會在作物收成的前幾天噴灑「年年春」或草甘膦。孟山都是「年年春」的製造商，在一九八〇年代向農民引介了這種做法。對於農民來說，小麥收成前先噴灑「年年春」可以有乾燥劑的作用，幫助小麥乾燥，最後是達到殺戮效果，強迫小麥結出更多麥穗。即便是青綠的農地作物也會因而快速成熟，農民就能夠收獲更均勻一致的作物，並且提高產量。

有些專家認為攝取草甘膦不只是跟非乳糜瀉麩質敏感的流行有關，還造成了乳糜瀉病症急遽增加。根據出版於《跨領域毒物學期刊》（*Journal of Interdisciplinary Toxicology*）的一份研究，研究人員發現乳糜瀉和草甘膦的使用有著高度相關性。以下圖表說明了此研究的發現，指出草甘膦使用量的增加和乳糜瀉發生率之間的平行發展趨勢。

基改生物造成的傷亡：慘遭池魚之殃的腸道細菌

對於食用基改食品或噴灑過「年年春」的非有機食物而攝入了草甘磷的情況，研究測量了腸道益菌的減少和有害細菌菌株的過度增生狀況，這些菌株會刺激腸壁，進而可能造成麩質不耐症。接觸到草甘磷是潛在有害的，它會持續緩慢地改變腸道的微生物群系，也會導致腸道發炎。研究發現腸道細菌有益消化，可以防止腸道滲漏和自身免疫性疾病的發生，以及促進免疫力和合成維生素。

腸道細菌也肩負著生產特定胺基酸的重責大任，其對維護最佳健康和消化力不可或缺。草甘磷已被證實會干擾腸道微生物的功能，也會抑制細胞色素P450酶的分泌，而這些酶有助於分解外來的化學物質、環境中的毒素，以及對腸壁極具毒性和炎性的異生物質。

研究顯示基改生物會減少胰酶前體酶原（zymogen，譯註：此爲細胞内合成或初級釋放的酶的無活性前體）的分泌量，而這是人體消化難以消化的蛋白質所需的物質。這是以老鼠進行的研究，餵食老鼠經過基改生物餵養的養殖魚。缺少了消化酶，麩質等不好消化的蛋白質就更不容易為人體所消化。

長期接觸草甘磷之後，人體就會出現慢性腸道和全身發炎症狀。雖然責難麩質的專家都把這種發炎的流行狀況怪罪在麩質身上，但是科學研究卻清楚指出麩質並不是真正的罪魁禍首。科學研究現在已經認為這種流行狀況其實與基改生物和草甘磷的傷害有關，將之怪罪於麩質實在是並不適切。

避免接觸到草甘磷的方法：購買有機小麥。我建議要盡可能購食栽培一粒小麥、栽培二粒小麥、卡姆麥或斯卑爾脫小麥等古代小麥。

但是只是如此是不夠的。如果你有食物不耐症，你一定同時要修復受損的腸道，畢竟多年暴露於「年年春」和基改生物之下已經讓腸道和消化系統受到傷害，請閱讀第八章的詳細說明和祕訣來將之修復。

基改生物的Bt毒素

基改玉米中的基因工程Bt毒素本來就是設計要有毒性，以便讓昆蟲穿腸破肚來消滅找上作物的蟲害。然而，一份新研究卻顯示Bt毒素也可以透穿人體的消化道！更糟糕的是，Bt毒素竟然還會經由懷孕的婦女傳給胎兒，如此就可能讓新生兒容易患有食物不耐症。

麩質敏感被認為有可能造成「腸漏症」，或是腸道出現滲透性而使麩質進入淋巴系統，

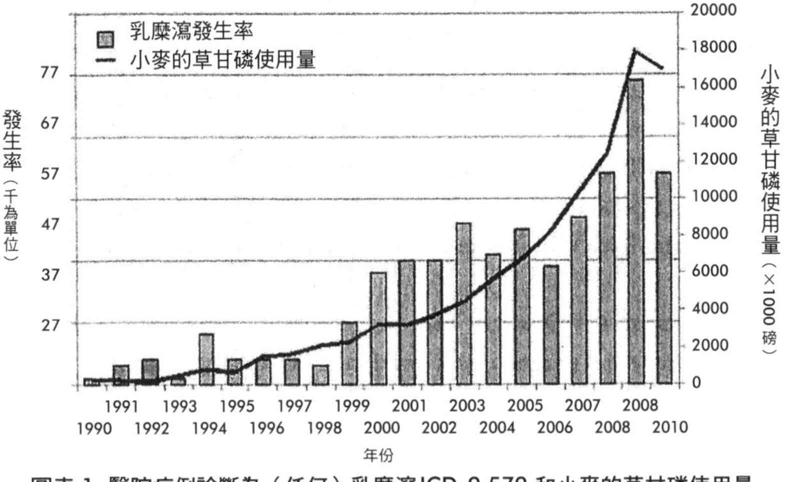

圖表 1. 醫院病例診斷為（任何）乳糜瀉ICD-9 579 和小麥的草甘磷使用量（R=0.9759, ρ ≤ 1.862E-0.6）

資料來源：美國農業部國家農業統計局（U. S. Department of Agriculture, National Agricultural Statistics Service〔USDA-NASS〕）；美國疾病管制中心（Centers for Disease and Prevention〔CDC〕）（感謝南西• 史旺生〔Nancy Swanson〕提供圖表）。

我們現在已經了解到這種情況應該與Bt毒素等腸道刺激物質有關。

Bt毒素已被證實會對身體先前能夠消化的食物啟動一種抗拒性的免疫反應，因此一旦接觸了玉米產品中的這種除草劑，人體就可能會對麩質等難以消化的蛋白質產生免疫性超敏反應。

孩童與嬰兒的麩質敏感症

孩童出現食物過敏可說是相當常見，而且通常很複雜而不易治療。只是讓孩童不再食用小麥和乳製品，這種做法只能改善極小部分孩童的狀況。我絕非是在暗示自己有治療這個狀況的萬靈丹，但是我還是不得不提醒一些令人擔憂的問題。

嬰兒和孩童普遍有礦物質和維生素缺乏的情況，而最常見的就是維生素D_3和鐵質，缺乏了這兩種物質對孩童的消化功能有負面的影響。

嬰兒配方奶粉經常充滿了防腐劑、甜味劑、大豆等難以消化的原料，玉米麥芽糊精（糖），以及各種連多數成人可能都無法消化完善的高度加工油品。孩童的消化系統相當嬌嫩，這也是為何傳統文化通常是極緩慢地一次引進一種新食物到孩童的飲食中，目的就是要涵養消化系統，直到發展出足以健康消化和促進免疫的微生物群系。

擾亂嬰兒體內微生物群系還有一項因素，即是心理上、情緒上和生理上的壓力。即便是還在子宮裡，嬰兒的微生物群系的發展也會因為母體壓力而改變。事實上，有個研究就指出，孩童體內有益腸道微生物的改變，以及早發性食物過敏和不佳的腸道健康，都與母親在懷孕期間所承受的壓力有直接關聯。阿育吠陀對此極為關注，故極盡可能地確保懷孕的母親沒有任何壓力。

當我們開始認識微生物群系的細緻特質（第八章有詳盡討論），我們這才理解到情緒壓力對孩童和成人的消化力都有影響。想要進一步了解孩童的健康，請參見本人著作《讓孩子擁有完美的健康》（*Perfect Health For Kids*）。

避免食用的常見食品添加物

許多健康食物所含的添加物也可能扼殺有益的腸道微生物，進而直接刺激損害腸壁。若想預防對小麥或乳製品的敏感反應，我們的第一道防線就是維持腸壁的健康和功能。普遍使用的乳化劑現在已經證實是肆虐腸道內皮的禍首之一，消化功能也會因之損壞。

乳化劑（如聚山梨醇酯80〔polysorbate-80〕和羧甲纖維素〔carboxymethyl cellulose〕）無處不在，凡是加工食物、藥物、維生素、疫苗、肥皂和化妝品皆有使用，其功能是讓油、水不分離。日常用品不管是從漱口水到冰淇淋，或是從沙拉醬到烤肉醬，都可以見到乳化劑的影子。

研究人員相信，腸壁若是經年累月受到這些乳化劑的輕度刺激，終會擾亂體內的微生物群系，導致消化系統和血糖調節功能受損，體重也因而容易增加，這些無一不是食物不耐症的典型病症。

根據這項新興研究趨勢，益加清楚的是食物標示上若有自己不認識的原料名稱，即使美國食品藥物管理局認定是安全的原料，這個原料還是有可能傷害你的腸道和體內的微生物群系，成為罹患食物敏感症和不耐症的主要推手。

鹿角菜膠（Carrageenan）：這是一種安全的海藻嗎？

乍看之下，名叫鹿角菜膠的食物添加物似乎是沒有什麼害處的東西。鹿角菜膠提取自學名為*Chondrus crispus*的可食性紅色海藻（俗稱愛爾蘭苔菜或角叉菜），作為食物增稠劑約有六百年的歷史。今日，鹿角菜膠是膠質（gelatin）的普遍素食替代品，可見於杏仁奶、米漿、豆漿和椰奶等飲品、冰淇淋、鄉村乳酪、優格、奶精、沙拉醬、甜點、醬料、無糖汽水、加工肉品、素肉、啤酒、牙膏等許多的一般食物。

初始研究要追溯至一九八二年，認定食品級的鹿角菜膠是可以安全使用的食物添加物。不過，新的證據卻顯示這些早期研究有瑕疵，認為食品級的鹿角菜膠可能是腸道刺激物質和潛在的致癌物質。

根據美國醫學博士瓊安・托貝克門（Joanne Tobacman, M.D.）針對食品級鹿角菜膠的安全性所進行的諸多研究的綜合分析，未劣化（食品級）的鹿角菜膠對人體會產生一些有紀錄可查的毒性效應（腸潰瘍），也證實會讓動物致癌。

在托貝克門博士的詳盡審核之下，研究揭示所謂的安全的未劣化鹿角菜膠，其實會被消化胃酸分解成劣化或有毒的鹿角菜膠。

這些研究若是屬實的話，對於許多腸道發炎的病例、麩質和乳製品不耐症與血糖問題，美國飲食中如此常見的食品級鹿角菜膠或許要負起部分責任。此外，鹿角菜膠可能也是潛藏致癌物。

容我再度重申，儘管美國食品藥物管理局和美國與歐盟的許多食品安全機構尚未認可以上結論，不過許多公司都注意到了這個問題，並在公眾壓力之下將鹿角菜膠從原料清單上移除。

避食加工食品裡的熟製油或變質油

當你購買麵包、洋芋片、甜的或鹹的餅乾的時候，可能會在材料標示上看到某種油品。假如購買的是烹煮過或烘烤過的產品，產品所含的油其實都很難消化。甚至即使產品使用的是有機和冷壓的油品，一旦經過加熱過程，越是天然的油品其實反而會變質得越快。

變質油會阻塞肝臟和膽囊的功能。如同我們之前的討論，一旦膽汁流量變少，胃就不太可能分泌出足量的所需胃酸來分解小麥和乳製品裡的蛋白質。

你購買「冷壓」烹飪用油的時候，是不是想當然地認為，以低溫壓榨油品種籽即可讓油不變質、不含反式脂肪和其他有毒的加工化學物質呢?不幸的是，事實證明遠非如此。

現代的冷壓過程還是會把油加熱幾次，多數油品都會因此變質，或是無菌到沒有留下任何會變質的天然材料。然而，天然的未精煉油品其實很嬌弱，即使只是接觸到少許光線也會引起自由基損害的連鎖反應，進而產生反式脂肪，還有專家認為甚至比反式脂肪對人體更有害的其他副產物！傳統工法是在極低溫的狀態下用手來壓榨種籽製作油品，然後會如奶品一樣配送到府。由於傳統做法的油品極具揮發性，故而都會用深琥珀色的瓶子包裝。

你或許會不禁問道：「廠商賣油，怎麼可以用透明塑膠瓶裝油，讓油曝露在光線下呢？」沒錯，他們是不應該這麼做。他們之所以會這麼做，無非就是要降低生產和運輸的成本。另外，請謹記在心：這樣的油品都用於工業麵包的生產，以便讓麵包可以保持鬆軟的狀態達數星期之久。

麵包裡的（精煉、脫色和去臭）油品

在《治療性脂肪，致命性脂肪》（*Fats That Heal, Fats That Kill*）一書中，作者烏多・伊拉斯謨斯博士（Udo Erasmus）寫道：「當種籽和堅果以擠壓或溶劑萃取成油之後，接著會經過脫膠、精煉、脫色和去味過程，成品即是所謂的ＲＢＤ（精煉〔refined〕、脫色〔bleached〕和去臭〔deodorized〕三道製程的首字母縮略詞），如此一來，油品就會變得無色、無嗅和無味。」

此外，加工過程也會去除掉有價值的有益原料，包括抗氧化劑、卵磷脂、葉綠素和其他有益分子。這樣的油品其實是死的！這是不含多數營養價值的精煉、無嗅和無味的油，類似奶品中的天然脂肪經過超高溫殺菌而遭到高溫破壞，或是脂肪在均質化過程被壓篩過微型過濾器，以便達到「全部大小一致」的均質效果。

好油

根據伊拉斯謨斯博士的看法，除了頂級初榨橄欖油之外，多數油品都是採用這些破壞性方法來進行加工。不過，儘管頂級初榨橄欖油沒有在加工過程中被過度損壞，卻可能受到烹調過程的高溫而受損。理想的方式就是不要用橄欖油來做菜，但可以在食物離火後再添加其中。

請選購製造商在壓榨過程有費心維持低溫施行壓榨程序（expeller-pressed），係指以螺旋機壓榨（screw press）的油品。製造商若是關切過度加熱油品的問題，肯定會在標示上註明壓榨的溫度。請購買壓榨溫度低於五十度C的油，符合歐洲的冷壓（壓榨）標準。這樣的油不僅安全，也令人滿意，可是不能拿來做菜！此外，別忘了在買油時確認油品原料的收成和壓榨日期。酒是越陳越香，但是油則不然。植物油所含的多酚抗氧化劑應有明確的保存期限。

以下列出能夠安心烹煮（最耐高溫）的有機油，以及相對應的發煙點溫度：

- 酪梨油——二百七十一度C
- 芥子油——二百五十四度C
- 印度酥油——二百五十二度C
- 榛果油——二百二十一度C
- 葡萄籽油——二百一十六度C

- 夏威夷果油——二百一十二度C
- 椰子油——一百七十七度C
- 奶油——一百七十七度C

如果食物不會變壞，那就千萬別吃

有些人一定還記得到烘焙坊買麵包的過往年代，才放了一、兩天沒吃，麵包就變硬或是有些發霉。如同我先前提過的，現今市面上販售的有機全麥麵包，標榜著絕對是健康麵包，在架上放了數星期之久，居然可以柔軟依舊而不變壞。不要忘記，讓麵包變質的是那些有益細菌。因此，如果連細菌都不想吃架上的麵包了，你自己應該吃嗎？

想一下冰箱裡瓶瓶罐罐的調味料，可能都已經放了好幾個星期、好幾個月，或者甚至好幾年了。難道你不會疑惑，這些東西怎麼可以放在冰箱這麼久都不會變壞呢？多數的調味罐裡都加了防腐劑或是精煉加工油，可以抑制各式的好菌或是壞菌的滋生。

我們應該食用可以餵養體內微生物的食物。一般來說，體內的微生物嗜吃好的脂肪和纖維，而不喜愛麵包或乳製品中的加工糖、碳水化合物和加工油。在美國文化裡，我們在屠殺許多微生物菌株上可說是成果非凡，如今這些微生物卻是公認維持最佳健康與消化麩質和乳製品的必要之物。

請考慮扔掉放在冰箱裡超過一、兩個月的所有食品吧。這樣開始做就對了。

天然保存法

當然，你可以採用乳酸發酵、發酵乳製品和糖與鹽漬等天然保存法，它們其實是利用好菌來讓討厭的細菌遠離食物，因此像是味噌、泡菜、酸菜（sauerkraut）和一些乳酪等這類食物都相當健康。餵食腸道益菌的極佳方式，就是在日常飲食中添加小量乳酸發酵食物。

乾燥過的穀物和豆類本來就可以存放超過一個月以上，而甘藍和甜菜等地面蔬菜和厚實根莖也是如此。這些食物要一整季的時間才能長大成熟，因此都相當耐寒且不易腐壞。大自然自己有在冬季保存食物的方法，那是人為方式不可能匹敵的。你在清理冰箱和儲物櫃的時候，即可保留這些食物。

以下章節說明

到目前為止，我們已經討論了一些方式，足以有效地規避食物來源中的許多毒素和其對人體健康的有害作用，從現在起讓我們開始認真地檢視消化系統的各個環節，並且加以一一修復。

如何修復消化系統

接下來，若要讓小麥和乳製品重新回到日常飲食之中，我們必須達成以下目標：

一、修復腸道內皮、養成規律排便的習慣、讓腸道重新增生可永久消化小麥和乳製品的微生物。（第八章）

二、修復並暢通大腦和身體的淋巴系統，多數的食物不耐症皆因此而起。（第九章）

三、修復和重啟上消化系統的各個環節，包括了胃的鹽酸生產、膽汁流量和胰酶與十二指腸酶的分泌。（第十章）

四、讓血糖回復平衡是我們這個時代的普遍問題。血糖若是起伏不定，你就更會因為攝取穀物而出現的高血糖和低血糖的狀況。（第十一章）

五、請利用本書的「短期居家淨化法」四天計畫來重整消化力，排除體內舊有的毒素。（第十二章）

六、我們必須活動身體來加強消化力，並確保體內的每一個細胞的淋巴引流正常。請利用我所提供的「聰明吃小麥運動」來重啟消化力，藉以防範未然。（第十三章）

七、最後，我們都知道是自己瘋狂的腦袋造成了諸多壓力和健康問題，別忘了處理個人的心理和情緒對消化力及整體健康幸福所造成的影響。（第十四章）

8 原爆點：你的腸道內皮

重建消化系統的第一步就是要知道修復方法。了解消化系統的運作邏輯之後，即可針對消化過程的各項環節來自我提問一些簡單的問題。有些人可能需要全面重啟消化系統，不過許多人或許只需要專注強化某個薄弱環節、修復其功能，接著就可以開始再次消化小麥和乳製品。

請把這本書當成一份消化的康復自助餐，你可以盡情地依照自己所需去享用書裡囊括的重啟消化的祕訣。這麼做的關鍵和目標，不只是讓自己能夠消化難以消化的食物和跳脫限制性飲食，更是要確保環境毒素（切記，連有機栽種的食物都含有這些毒素）可以被妥善消化並排出體外。唯有消化良好，才能有健康的排毒過程。

由內而外療癒的食物

腸道內層是由很像身體皮膚的一種上皮組織或內皮所組成，只不過是由內向外翻轉了過來。體外皮膚的健康、光澤和氣色都可反映這些鋪滿腸道的內皮的健康狀態。腸道內皮是對抗壓力的第一道防線，這是因為身體的所有壓力都需通過腸壁來加以處理。當腸道內皮無法負荷壓力、未消化的蛋白質、加工食物的化學物質和環境毒素，它就會出問題而開始發炎，進而改變體內有益腸菌的健康、功能和數量，消化和吸收營養的功能會因此故障，而有害的食物和毒素就會進入血液和淋巴系統。

開始修護腸道內皮和上消化系統的時候，最好先不要食用當下不能忍受的食物，讓人體系統得以專注於療癒和修復的工作。等到消化功能被重啟和強化之後，即可慢慢恢復食用那些先前被排除的未經加工的無毒食物。

嬰兒出生之後會餵食母奶直到開始長牙的時候，牙齒開始生長了，嬰兒就可以開始引食「固體」食物，像是蘋果醬、米糊（rice cereal）、煮爛的香蕉和蔬菜泥。傳統上，這個引食過程相當緩慢，為的是要訓練消化系統有能力處理這些新食物。烹煮嬰兒食物時混入一點水，是先把食物調理到嬰兒容易消化的一種方法，尤其是在剛開始的嘗試階段。

對於成年人來說，許多人都已經食用了過多難以消化的加工食品，結果造成體內的腸道內皮和微生物被折磨到無法消受許多食物的地步。

幾千年以來，傳統文化都會拿摻煮水的米和豆類做成的稀粥來餵食嬰兒。在印度文化裡，印度人混合了長米和叫做黃色綠豆仁的豆子，創造出了阿育吠陀超級食物。這種調和食物就是蔬豆粥（kitchari），目的就是為了緩和與滋養腸道內皮。在今日印度的大部分地區，這仍是嬰兒會吃到的第一種食物，同時是老人家康復的一種藥用食物處方。

尚未進入使用機器脫殼糙米、再加工成白米的年代，父母都需要耗費心力地用手剝除長米的外殼，而為了讓綠豆極好消化，接下來也同樣用手將黃色綠豆仁剝瓣去殼，這個過程要花上好幾天的工夫才能準備好所需分量的食材。之後，他們會讓米和黃色綠豆仁一起烹煮至少一小時，期間會加入很多幫助消化的水和香料。此外，他們還會混入少量印度酥油（即無水奶油），以便幫助促進腸道健康。還記得嗎？我們在第三章討論到印度酥油何以富含酪酸，其實都是腸道裡的各種微生物製造出來維護腸道健康和免疫系統的。你可以在附錄C找到蔬豆粥食譜。這種食物不只是對嬰兒或病人很棒，對於成長中的兒童、青少年和成人也是相當營養、舒緩、有療癒功效的食物。

最近出現了一些令人折服的科學論證來支持全綠豆的益處，科學家發現了牡荊素（vitexin）和異牡荊素（isovitexin）兩種主要的綠豆類黃酮，可以阻斷被稱為高遷移率族蛋白1（High Mobility Group Box 1, $HMGB_1$）的一種主要人體抗老化開關。$HMGB_1$會誘發體內毒素和退化細胞激素的分泌，腸壁就可能因而受損。另一份研究則指出，綠豆類黃酮有助提高動物對某些毒物的存活率，增加比例高達百分之八十二。

大家也都知道綠豆是「抗腸氣的豆子」，豆子裡頭真的沒有任何「脹氣因子」，這意味著綠豆可能是唯一不會產生腸氣的豆子。根據阿育吠陀醫學，綠豆是唯一被歸類為反風型或抗腸氣的豆子。這也難怪阿育吠陀會從中擇選出綠豆為「腸道修復豆」。

令人讚嘆的綠豆還有以下好處：

- 富含鎂和苯酚等礦物質
- 具有維持心臟健康的強力抗氧化劑特性
- 有助維持健康血糖濃度，並降低糖化作用（glycation）的損害
- 可使腸道分泌丁酸鹽（butyrate）脂肪酸來促進腸壁健康
- 可促進人體分泌膽囊收縮素（cholecystokinin, CCK）的「飽足」荷爾蒙來幫助健康減重和降低食慾

在你開始修復腸道內皮的過程，你可以以蔬豆粥為飲食中的主食。若對吃米有所疑慮的話，你可以用藜麥或小米來加以代替。請參見附錄C的蔬豆粥食譜。

當我們想到其他有助於維持或修復腸道健康的食物時，一般都是煮熟的食物，畢竟未經烹煮或生的蔬菜含有太多無法消化的纖維，可能會刺激腸壁。

以下是我最愛的「修復」食物：

- 甘薯
- 煮過的甜菜
- 煮過的蘋果
- 選吃種籽而不是較難消化的堅果

- 煮熟或蒸過的蔬菜
- 麥片、米、藜麥和小米
- 剛開始的時候，相較於較大的豆子，煮熟的較小豆子或豆科植物（如綠豆）會比較容易消化
- 印度酥油、椰子油和橄欖油等健康油品
- 少量煮熟的白肉或魚類
- 少量的生蜂蜜：每日一小匙到兩小匙
- 薑、肉桂、球莖茴香和小豆蔻茶

考慮每一餐都添加少量的有機發酵食物

- 優格（最好是沒有添加糖。請於購買原味優格後，再自行添加楓糖漿等天然甜味劑）
- 泡菜
- 味噌
- 天貝
- 發酵蔬菜
- 康普茶（Kombucha，譯註：摻加紅茶菌的飲品）
- 橄欖
- 醃菜

大腸

只要能夠關注排便的健康和規律，你就能夠輕易解決跟大腸有關的問題。腸道內皮如同三隻小熊童話的啟示，必需維持在恰到好處的狀態，太乾會造成便祕，太濕的話，則又會分泌過多的黏液而出現稀糞或糞便帶有黏液。人體若想要健康地吸收營養、排毒，並且有布滿腸道的健康微生物，這都需要擁有均衡的腸道內皮環境。

健康的排便是完全清除體內廢物，要在每天早上醒來的一小時左右完成。糞便要軟硬適中，不能太硬，也不該太軟，而重點是你要感到排泄得暢快徹底，喝一大杯水或檸檬水有助排便，自此展開一天的生活。不過，假如你需要來上一杯咖啡、一個麥麩瑪芬（muffin）、一顆（天然或別種的）瀉藥，或者是要進行某種習慣儀式才能讓自己排便的話，這意味著消化系統出了狀況，而且需要多多關注腸道內皮。

上述情況到底跟消化小麥和乳製品有什麼關係，這些食物不是多半都在胃和小腸等上消化道就被消化了嗎？腸道內皮其實是鋪滿腸道的皮膚，而其健康正是廢物是否能夠有效地排出體外的主因。如同第四章的說明，若是經常發生便祕或稀便的情況，毒素可能因而阻塞引流腸道的淋巴系統。一旦淋巴阻塞了，有毒脂肪就會被再吸收而回到肝臟和膽囊，經年累月下來，即會危害到負責分解小麥和乳製品的上消化系統。再者，腸道內皮的健康也會影響到身體的腸道微生物的健康狀態，它們不只是消化小麥和乳製品而已，更是人體健康各項環節的磐石。

認識第二大腦

你的身體有好幾萬億的微生物，其中百分之九十都在大腸之中，而體內百分之九十五的血清素（serotonin）也是在此製造和儲存，只有百分之五的血清素是隨時存於大腦之中。腸道現在又叫「第二大腦」，會利用有益的微生物來製造許多身體不可或缺的大腦化學物質、微生素和酶。阿育吠陀認為大腸是整個神經系統的中樞，這意味大腦和整個神經系統都是受到腸道活動的調節和管理。

不論是源自心理、情緒或生理，又或是違背晝夜節律的結果，壓力都是直接透過腸道而非大腦來加以處理，而腸道滿布著幾萬億的極小微生物，擔負著幾近所有人體生理功能的重責大任。

我們現在都知道，這些微生物影響著我們的免疫力、健康、壽命、幸福、心情，和所有其他的環節，消化小麥和乳製品的能力也包含在內，我們因而需要密切關注它們本身的健康，以便促進我們自己的健康。

腸壁的絨毛與乳糜管確確實實地布滿了微生物。對於我們身處的壓力、接觸到的毒素或是吃下的食物，這些微生物都是極端敏感的。

雙向的腸腦軸線

經由所謂的「腸腦軸線」，壓力源可以改變微生物群系的健康狀態，而改變後的微生物群系能夠向大腦傳送壓力信號，這麼一來即可改變情緒、免疫力、淋巴流、體力、喜悅，以及你大概也猜到的小麥和乳製品的消化力。

大腦收到微生物群系的提示之後，會將相關信息傳送到身體的每一個細胞，細胞接著就會反過來與大腦對話，而這一切信息的雙向流動都發生在腸道和大腦之間。腸道微生物群系的力量真是強大，有份研究就發現到，孩童體內的微生物若是愈多元，連帶表現出來的氣質也會越外向。

根據阿育吠陀的觀點，腸道健康的焦點是在於修復腸道內皮，而不是給予長期的草本瀉藥、消化酶或益生菌。腸道有三種一般微生物：好的微生物、壞的微生物，以及許多隔岸觀火不做事但卻占據許多珍貴腸道空間的微生物。事實上，研究顯示美國人擁有的健康微生物的數量要少於隔岸觀火型和壞的微生物。我們知道體內有特定微生物專責小麥和乳製品的消化，而比起世界其他地區的人的體內微生物群系，我們也知道美國人的體內微生物群系顯得比較不多樣化。因此，這也難怪我們美國文化出現了消化難以消化的食物的問題。

運作原理：快速回顧

我已經談論了何以會造成上消化系統無法消化麩質或酪蛋白，更不用說噴灑在小麥作物上的殺蟲劑對人體的有害影響。這些因素和其他東西都會成為腸道刺激物質，嚴重影響到大腸和小腸的功能。

我們也探索了若是麩質和酪蛋白能在胃和小腸前段正常分解，大部分麩質和乳製品不耐症的問題也就隨之迎刃而解。問題就出在上游的胃部消化不良狀況影響到了下游的腸道消化，反之亦然，所以上下游的運作需要恢復至平衡狀態。

此外，你也有所了解，當麩質和酪蛋白自己跑到腸道之後，腸道內皮就會發炎，並使得絨毛和乳糜管分離和堵塞，而未消化的蛋白質和毒素就能因此進入淋巴系統和血液，一旦情況如此，小麥和乳製品的超敏症狀就真的成了麻煩。

腸道內皮受到這些難以消化的蛋白質的刺激，後果可能是產生如解連蛋白等炎性的有毒蛋白質，而這種物質與許多小麥不耐症的病徵有關。

你現在也明瞭了，引流大腦、皮膚、關節、神經系統、呼吸道、生殖系統的淋巴，沒錯，說穿了就是引流身體的每一個細胞，也都與腸道附近的淋巴相連結。

這一切使得虛弱的消化力與毀壞的腸道內皮成為真正的危機所在，但是且讓我們正本清源，而不只是治療病徵。那些我們攝取小麥和乳製品後可能出現的症狀，事實上隱藏著更大的問題。

健康腸道的重要

根據阿育吠陀，腸道是人體的一道關卡，設計來決定哪些食物（甚至是哪些毒素）可以進入身體而造就出真正的「你」。就身體而言，如果東西仍停留在腸道裡，那就尚未成為「你」的一部分，畢竟腸道內皮依然是隔絕「你」和外在世界的一道功能性關卡。

腸道微生物不只會調節人體的功能，它們也「感受」一切。科學研究已經指出微生物會受到情緒和感覺的影響，會以表觀遺傳的方式把訊息傳送到每一個細胞，目的就是要讓基因密碼掌握到身體內外世界所發生的一切狀況。

例如，噴灑過殺蟲劑的植物極可能會發生基因突變，現在無時無地不在發生，而這種突變會轉移到或傳遞給植物裡的微生物，等到植物後來被人食用之後，基因訊息又會傳遞給人體腸道的微生物，接著再轉移到人體的基因之中。健康的腸道內皮此時就是一道關卡，只允許特定數量的突變物進入人體，而這一切都是為了確保人類基因得到所需的智能，以便在變化無常的有毒世界中存活下來。

腸道內皮就是這樣的一道雙重關卡，在供給人類賴以生存的所需營養之際，又保護著人體並告知它外在世界的變化和危險。如果腸道內皮崩壞，人體就有承受過多突變物質、毒素、麩質或酪蛋白通過腸壁而進入淋巴、肝臟和血液的危險，並且容易出現相關的化學、過敏和超敏反應。

乾燥的腸道內皮或便祕病徵

為了讓你能夠好好地消化小麥和乳製品，首先就要幫助你修復腸道內皮，修復的成效就表現在健康且規律的排便。

壓力會改變腸道內皮的微生物群系，進而造成腸道乾燥或出現便祕的狀況。改善便祕有許多療法，可是幾乎無一不使用瀉藥，而這會出現依賴瀉藥的問題。像是番瀉葉（senna）和美鼠李皮（cascara sagrada），這些最常見的草本瀉藥都是刺激腸子收縮的腸道刺激物。不過，時日一久，這些瀉劑會讓腸子變得不敏感，最終就不管用了。即使是鎂這種被視為無害的瀉劑，其方式是從腸子抽水來濕潤糞便，因此若是長期使用，可能會使得腸子脫水，甚至讓腸道內皮流失礦物質。

這個問題的解方就是**不要**吃瀉藥，而是要調理滋潤腸道內皮。阿育吠陀有種傳統藥草處方叫做三果實（triphala），有助於達到這個目的，此組合的三種水果如下：

一、印度醋栗（Amalaki）：有助於修復腸道內皮

二、欖仁（Bibhitaki）：抽出過多的腸壁黏液

三、訶子（Haritaki）：調理專責實際排便的肌肉

這三種水果能夠協同促進腸道調理、肌肉作用和腸壁收縮，進而強化腸蠕動，也有助於消化順暢、吸收和排解等作用。三果實同樣有助於維持腸壁內皮黏膜的適當平衡，預防並清除累積的多餘黏液（否則會阻礙吸收），以及確保腸道仍有健康的黏液，其作用是舒緩消化道、維護健康細菌，並且緩衝強烈的消化酸。

三果實不是瀉藥，但可以幫助身體健康地清除廢物。如果腸道特別乾燥或有慢性便祕的話，我喜歡在三果實裡加入具有緩和效果或黏性的草本植物，像是黏滑的榆樹皮、藥蜀葵根（marshmallow root）和甘草根，這麼做會讓我們更容易戒吃三果實，這一直是我的目標，期盼身體能夠自給自足而不需要仰仗補充品。

註記：肝臟和膽囊所分泌的膽汁是人體糞便的眞正調節劑，通常是有效治療便祕的必需物質，我在第十章會再進一步討論。

稀便

當腸道遭受經年累月的刺激，其布滿黏膜的內皮會分泌過多的黏液來予以回應，就可能出現稀便或腹瀉的狀況。如果情況繼續惡化，分泌的黏液會多到你開始能在糞便中見著。

這樣的情況跟感冒生病或食物中毒的拉肚子不一樣。這是一種慢性症狀，肇因於淤積了過多的黏液或甚至壓扁了腸壁的絨毛。一旦發生了這種狀況，不僅吸收營養和處理毒素的能力大打折扣，而支援消化過程的微生物的繁殖環境也會連帶受影響。

我發現可以用來自然修復腸道內皮健康、改善腸道不適及減少出現稀便的最佳草本植物，非印度醋栗莫屬。印度醋栗（學名*Emblica officinalis*）又名印度鵝莓，是阿姆拉樹（amla tree）的小果實。印度醋栗最廣為人知的，大概就是其經由激發膠原蛋白和彈性蛋白生產，而產生抗氧化活性和健康皮膚的療效。正因如此，印度醋栗不只是會促進外在肌膚的健康，同時也維護體內內皮的健康和彈性，包括了腸道、呼吸道、動脈血管和所有的黏膜組織。

註記：我在第十章還會討論到雷公根（brahmi）和薑黃，這是另外兩種療癒腸道內皮的重要草本植物。

消化系統大翻修

當糞便出現黏液，這代表消化系統極為脆弱或敏感，或者是已經有慢性脹氣、腸氣和腹痛的狀況。我傾向於回歸原點，再重啟消化系統。這樣的信號告知我們腸道內皮或整個消化道黏膜發炎不適，因而分泌了反應性黏液，對於這種狀況，我喜歡採用一些急救措施來治療整個消化道。我自己最喜愛的治療消化道的方法是濃縮茶或濃縮煎劑，材料是剁碎的（勿磨成粉狀）的榆樹皮、甘草根和藥蜀葵根，而我以此治療病人已有幾乎三十年的成功經驗。

在矯正黏膜乾燥和過濕的情況方面，我還沒有找到比這種濃縮煎劑更好的方法，整天喝並喝上一個月，即可重啟健康的腸道和微生物的功能。這些草本植物都是天生黏滑的緩和劑，這意味著它們有助於軟化並和緩乾燥發炎的黏膜，一路從喉嚨、胃、療癒到大腸和小腸，彷彿整個消化道有一個月的時間都包覆了一層保護性黏液、益生菌和強化微生物的ＯＫ繃。在這段期間，可以滋生新的腸道內皮，修復健全的腸道環境，繁殖健康的微生物。

祕訣

為了修復消化功能而使用黏滑的榆樹皮——甘草根——藥蜀葵根的配方的時候，可以搭配使用印度醋栗、三果實或拓殖的益生菌株。

當這三種草本植物被烹煮成茶或濃縮煎劑，即會釋放出草根和樹皮的可溶性纖維，可溶性纖維天生黏滑，因此可以潤滑乾涸的腸道黏液。

這些草本植物的可溶性纖維也能餵養腸道微生物，發揮微生物群系的天然益生菌作用。這是這種茶修復效用的重要關鍵，就是打造一個讓健康微生物能夠繁殖的環境，同時恢復腸道的絨毛和黏液的功能和環境，以利進行最佳的消化、解毒和吸收營養的運作。讓我們進一步認識這道緩和煎劑裡的每一種材料：

甘草

- 甘草（學名 *Glycyrrhiza glabra*）是世界各地使用了好幾千年的傳統阿育吠陀草本植物，功用是腸道和呼吸道的天然潤滑劑和緩和劑。甘草能夠自然地潤滑和舒緩黏膜，而且它也是一種「適應原」（adaptogen，譯註：又可譯爲調理素，草藥學家以此形容一些草藥的特性，也就是一種會產生非特異性抵抗力的能力，有機體可因而中和不利的刺激物質，人體就可增強應付壓力、創傷、焦慮和疲勞的能力），可以保護黏膜不受壓力、環境刺激物質和花粉的傷害。甘草會抑制人體分泌過多反應性黏液，並且可以提振其他一起使用的草本植物的作用。甘草能夠穩定過度反應的神經系統，冷卻體內過多的火元素，以及溶解和減少體內過多的黏液或阻塞物。

滑榆

- 由於具有緩和、潤滑和保護腸道的性質，以黏滑的榆樹皮（學名*Ulmus fulva*）來療癒消化和腸道疾病已經行之多年。榆樹皮已被證實可以增強腸道裡健康的抗氧化活性，以及對腸壁有滑潤保護的功效。
- 如同甘草，黏滑的榆樹皮有甜味和冷卻作用，因而其作用也像甘草一樣，可以調和過度反應的神經系統和燥熱體質。榆樹皮的性質更黏，故而能夠為整個腸道覆蓋厚厚的一層保護層。

藥蜀葵根

- 這份處方的三種草本植物之中，藥蜀葵根（學名*Althaea officinalis*）或許最為緩和，可以讓胃黏膜抗衡過多胃酸，保護腸道不受到如有毒的鹿角菜膠或草甘磷等刺激物質的侵害。在西方醫學方面，德國藥物與食品委員會（German Commission E，這個單位等同於美國食品藥物管理局）也核准了這種草藥，證實其可以治療胃黏膜炎與口腔及咽喉黏膜炎。
- 如同甘草根和滑榆，藥蜀葵根是可溶性纖維草本植物，這表示胃可以將之分解但不吸收，這三種草本植物的豐富纖維和營養因而得以進入腸道，餵養裡頭的大部分體內微生物。

• 藥蜀葵根可以冷卻燥熱體質，舒緩鎮定焦慮且過度反應的神經系統，以及產生黏液以增加阻塞（在此是好事一樁），因為在進行療程的一個月期間，我們就是要用黏液將腸道從上到下包覆起來加以保護。

居家自製濃縮煎劑或濃縮茶

重啟腸道和微生物的成功關鍵，即是連續一、兩個月飲用以這三種草本植物泡煮的茶汁或濃縮煎劑。如果你的腸道發炎狀況不嚴重的話，喝茶就可以了。這種茶很好喝，也可以當作保健飲品飲用。一定要選用剁碎的草本植物，不要使用粉末。假如你用了研磨成粉的草本植物，你做出來的就只是不管用的「泥巴」罷了。如果你擔心自己的腸道處於反應性狀態而需要額外療癒的話，請你盡量遵循以下濃縮煎劑的做法說明。

濃縮煎劑食譜

（Decoction Recipe）

材料：

- 剁碎的甘草根一大匙
- 剁碎的滑榆皮一大匙
- 剁碎的藥蜀葵根一大匙
- 水二夸脫

做法：

1. 煮鍋盛水二夸脫，之後放入各一大匙的剁碎的草本植物，或是三大匙的三種草本植物的預製混合碎渣，浸泡過夜。
2. 不一定要浸泡過夜，不過這道程序有助於做出更強勁的濃縮煎劑。
3. 隔日一早，烹煮浸泡過的混合草本植物，一直煮到分量減至二分之一夸脫為止。
4. 接著倒入金屬過濾器，並用一根大湯匙擠壓過濾。
5. 保留過濾後的汁液，丟棄植物碎渣。
6. 成品應有兩杯分量，以供全天啜飲。
7. 每隔兩小時就空腹飲用一大匙煎劑，連續飲用一個月，必要時可增至兩個月。

茶食譜

（Tea Recipe）

材料：

- 剁碎的甘草根三分之一大匙
- 剁碎的滑榆皮三分之一大匙
- 剁碎的藥蜀葵根三分之一大匙
- 水一杯

做法：

1. 泡茶時，三種剁碎草本植物各自皆取等量，共計一大匙。
2. 用熱水浸泡到恰當的茶濃度。
3. 每日飲用三杯到六杯，連續飲用一個月到兩個月的時間，或是依保健需求加以調整。

恢復健康的微生物群系

微生物群系意指身體的微生物或細菌的整體，隨著這項發現，一個科學與健康醫療的新領域也隨之誕生。雖然還在初始階段，我們已經有了可靠的證據來支持攝取益生菌的許多健康益處。人們一度認為益生菌的益處只限於腸道和消化健康方面，而新的腸腦軸線研究發現微生物群系的關聯層面可謂不勝枚舉，其中包含大腦、免疫力、骨質密度、血糖、情緒、甚至是直覺感知等方面的健康。

談到益生菌，我們也應該了解到這不是在說什麼仙丹妙藥。縱然有大量的科學研究主張益生菌功效很好，關鍵還是要創造出有利於健康多元的微生物繁殖的環境，而這一切都要從腸道內皮的健康開始做起。

舉例來說，我們若把腸道裡的絨毛和乳糜管都壓平的話，可是能夠覆蓋整整一間單房公寓或是一

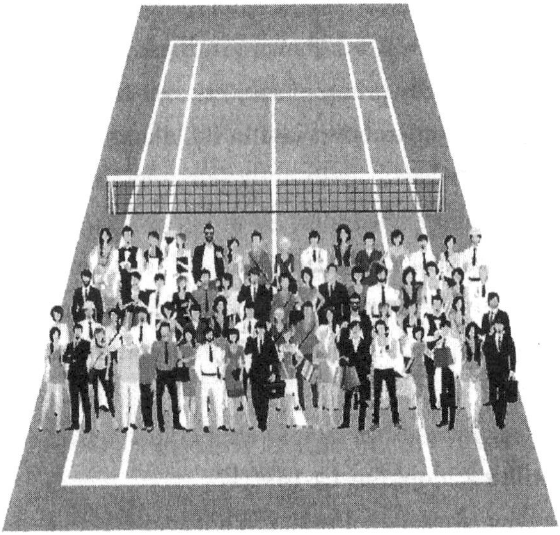

座網球場。想一想，一座網球場可以容納多少人，再想像一下你的腸道內皮覆蓋了整個球場的景象。然後，再想像一下有一支細微有益微生物大軍占據了整座球場，那可是為數不少的細菌啊！

不用懷疑，我們之所以有似乎大到荒謬至極的腸道表面積是有原因的。這些微生物幫助我們製造荷爾蒙、維生素和神經傳導物質，一方面，協助排毒和吸收營養，另一方面，幾乎在每個人體系統各司其職。我們顯然有許多絨毛的備胎，以防腸道受到壓力、老化、毒素和潛在感染的傷害，這就是為什麼多數小麥和乳製品不耐症的發作往往都在人體有一段很長的潛伏時間。

暫時性益生菌 vs. 拓殖型益生菌

如果認為只要吞下益生菌即可治癒消化疾病，這其實是自我欺瞞的想望。市場上罕見的拓殖型益生菌實際上能夠附著於腸壁，就此成為永久居民並擴增微生物的多樣性。暫時性益生菌的效用好，能夠多方面促進健康，但是只要一經停用，腸道的微生物往往又會回復到服用前的狀態。大多數的暫時型益生菌產品通常只會列出乳酸菌屬或雷特氏B菌屬等籠統的微生物菌株，反之，拓殖性益生菌產品則會羅列出已經研究過的確切的微生物菌株。

例如，有份研究以一群年紀超過六十歲的人為研究對象，證實有一種叫做雷特氏B菌 HN019的特定拓殖型益生菌，可以附著於腸壁而增加微生物的多樣性。雖然研究人體微生物的科學尚在起步階段，但很清楚的多樣化相當重要，相較於世界上其他文化的人們，西方人的微生物的多樣性明顯較低。

在研究文獻中，我發現三種特定的益生菌菌株能夠附著於腸壁並在腸道裡拓殖定居下來，我大力推薦選用部分含有或全是這些拓殖型益生菌的益生菌補充品。

一、嗜酸乳桿菌 La-14（*Lactobacillus acidophilus* La-14）

二、胚芽乳酸桿菌 Lp-115（*Lactobacillus plantarum* Lp-115）

三、雷特氏 B 菌 HN019（*Bifidobacterium lactis* HN019）

即便你已經補充了一種益生菌，繼續從飲食攝入更多好菌到消化道還是很重要的事。要盡量讓自己每天至少一餐有吃到天然乳酸發酵的食物，吃極少量就好，把這些食物當作調味品來吃。極少量就有長遠的效果，可以為體內的好菌新殿堂打造出多元的菌株和細菌的豐富性！隨著新的研究成果問世，人們不斷發現新的拓殖型益生菌。想要隨時掌握這個新興科學的發展，請到我的網站 LifeSpa.com 觀看免費的視頻電子報。

歐洲細菌研究

拓殖型益生菌的概念激發了我的好奇心，我因此決定著手進行自己尚未出版的試驗性研究，以便驗證我先前援引的前人研究結果。我們請了前往歐洲度暑假至少兩個星期的十位美國人來參與研究，我們給其中一半的人一份拓殖型益生菌的組合，另外一半的人則沒有攝取益生菌。在他們度假前後的兩個星期，我們分別測量了他們的微生物群系變化。

實驗結果顯示了深遠的意義。攝取益生菌的群組的腸道增加了百分之六十的多元微生物，相較之下，沒有攝取益生菌的對照組則是增加了百分之三十三的多樣化。在歐洲度過了兩週假期之後，這十位參加者都呈現了微生物群系多樣性增加的狀態，差別只在有攝入益生菌的群組的微生物多樣性變化幾乎是其兩倍。

如果我們可以為更多益菌打造更合適的腸道環境，在其中重新繁殖拓殖型益生菌以重建健康的微生物群系，這就是朝向一輩子不仰賴益生菌，而能有健康且自足的消化運作的目標邁出了一大步。

培養新的細菌

以下是修復腸道健康的兩階段綜合計畫：

一、幫助腸道黏膜從消除食物狀態恢復到正常平衡，食用三果實、印度醋栗，或是混合滑榆、甘草根和藥蜀葵根所泡製的富含益生菌的可溶性纖維茶，藉此打造出讓健康微生物得以茁壯成長的最佳環境。

二、花幾個月的時間食用健康的拓殖型益生菌，而不要終身食用暫時性益生菌，進而協助腸道培養繁殖有益的新生永久細菌，藉此強化健康和消化力。

註記：如果小腸和大腸有過度增長的不受歡迎的細菌，我在臨床上有相當成功的療法，那就是添加布拉迪酵母菌（學名 *Saccharomyces boulardii*），經研究發現這種有益酵母菌能夠擊倒消化道裡討厭的酵母菌和細菌。請見第十一章的進一步說明。

會思考和感覺的微生物

研究人員現在從理論上推測，受壓的個人腸道會產生某些與壓力相關的化學物質。這些壓力化學物質會改變腸道的微生物群系，擾亂消化、免疫和支持情緒的神經傳導物質的生產。例如，要改變一個人的情緒的簡單作法，就是從改變身體的好菌做起。把有侵略性的老鼠的糞便移植到膽怯的老鼠身上，膽怯的老鼠即會變得有侵略性。

美國威斯康辛大學的研究人員也發現到，如果懷孕的母鼠在懷孕期間不斷受到驚嚇和感到壓力的話，肚中老鼠寶寶的腸道（好菌）乳酸桿菌和雷特氏B菌就會明顯減少。

有份於二〇一〇年刊登在《大腦、行為與免疫力》（*Brain, Behavior, and Immunity*）的研究，觀察了一群被迫與一隻充滿侵略性和破壞力的社會擾亂者同住的老鼠，跟這樣一隻老鼠居住改變了那一群健康正常鼠的腸道細菌，好菌減少了但壞菌卻繁殖增生，而原本健康的老鼠都出現了健康和免疫受損的相關症狀。

為什麼以上的這些研究對身體消化很重要呢？這些研究顯示，我們的消化力跟大腦、情緒和身心健康的狀態息息相關，反之亦然。因此，關於健康的消化系統，只要我們改善了情緒和幸福感受，身體的微生物群系就會改善，消化力也會隨之好轉。

別傷害直覺

坐下來輕鬆用餐、消化食物的方式相當受人推崇，而且有諸多研究證實有益健康。甚至有充分研究佐證，飯後休憩一下或「午睡」可以提高身體消化餐點的效率。再者，阿育吠陀典籍也主張，飯後左邊側躺或休息有助提高消化力，還能預防大餐過後的血糖突升驟降狀況，這是因為你讓食物好好消化、自然地從胃部釋出的緣故。現代科學同樣支持了這些古代原理，認為所有的阿育吠陀技巧都能強化消化力、減輕體重和平衡飯後的血糖濃度，包括悠閒進食，飯後休息片刻以及（或）飯後散個步。

現代科學指出，情緒壓力會改變腸道健康和微生物群系的功能，而這又與消化系統息息相關。想要受惠於研究結果，像是平和輕鬆的用餐環境何以增進我們的健康和消化，請遵循另一個阿育吠陀的古老諺語：「與其邊生氣邊吃飯，那還不如不要吃。」讓自己的每一餐都是期待的預定輕鬆活動。而且，一旦坐下來吃飯，稍歇片刻讓自己放鬆，再開始用餐。

阿育吠陀在前述概念之後，又提出了另一個更深刻的古老諺語：「人如其所見。」如今的科學也支持這樣的論點。這句話的意思是說，你選擇關注的一切形塑了你，而成為你。感覺和信仰是我們多半的關注所在，因而會改變腸道的微生物。當我們的腸道微生物受到壓力荷爾蒙的衝擊，我們的健康會大大受到影響，最終也會拖累消化力。

思考以下三種心態：

- **愛和喜樂**是一種自我全然滿足的心態，不需要外在事物來取悅自我。
- **戰鬥或逃避**是一種需要刺激才能快樂的心態，我們需要外在世界的感官刺激才能獲得滿足感。
- **保護**是一種受到過度刺激而感到疲憊空虛的心態，我們變得封閉、沮喪和孤僻。

「戰鬥或逃避」和「保護」的心態特質會誘發交感神經系統反應，消化過程會因此而停止，而「愛和喜樂」的心態則會啟動副交感神經系統，可以開啟強化消化過程。「戰鬥或逃避」和「保護」的心態會對你的情緒和微生物施加壓力，導致微生物群系失衡，造成無法消化難以消化的食物。我們的微生物真的很敏感，只有在健康、平衡、平和和愛的環境中才能茁壯成長。

雖然我們都經歷過以上三種心態，但是只有愛和放鬆才能夠開啟消化力，對身體的微生物群產生正面作用，給予保障生命的表觀遺傳效應，確實延長染色體端粒，如此一來有助減緩老化過程，而直接影響遺傳密碼。

若想提振消化力的話，千萬別錯失這個最簡單且潛在最深厚的療法，人就是要坐下來輕鬆用餐。盡情悠閒地享受每一份餐點吧！

以下章節說明

我們現在已經討論了如何療癒腸道，接下來請跟我一起進入第九章，我將談論淋巴療法，而食物過敏的症狀多半源自於此。

9 淋巴處方

還記得那位瑪莉嗎？她有跟麩質和乳製品不耐症的許多相關症狀，還記得我們是如何找出她的病症就出在淋巴阻塞問題嗎？瑪莉的慢性淋巴阻塞與她的食物敏感、出疹子、偏頭痛、疼痛和情緒不佳有直接的關聯。等到我們想辦法解決了她的淋巴淤塞狀況，她煩惱了多年的一連串健康問題終於開始獲得改善。在這一章裡，我會與讀者分享自己用在瑪莉身上的淋巴療法，而這通常是根除小麥和乳製品不耐症病徵的必要手段。

你可能還記得前面的討論，淋巴系統始於腸道裡的乳糜管，內藏於叫做絨毛的細小指頭般的突出物之中，而其運作功能仰仗著腸道內皮的健康和環境。

腸道內皮和淋巴是設計來將大型蛋白質和脂肪從腸道引流到淋巴系統之中，再經由免疫系統和布滿淋巴系統的淋巴結加以處理。不過，不只是酪蛋白和麩質等大型的未消化蛋白質，脂溶性的環境汙染物質和毒素也會引流入淋巴系統，就像我們在瑪莉身上看到的情況一樣。

如果你的淋巴系統無法承受大型蛋白質（如麩質）和脂溶性毒素的負荷的話，淋巴就會阻塞，免疫系統也會變得超敏感和過度反應。這種過度反應或者是過分激烈的免疫反應，小則造成過敏症狀，大則會出現如自體免疫性疾病。在這兩種極端之間，我們還知道許多與淋巴阻塞相關的可能病徵，這都是因為不當消化而使得毒素被吸收到淋巴系統的結果。淋巴阻塞也會淤塞大腦的淋巴流，科學上已經認為這種阻塞狀況會引起發炎、自體免疫性疾病、憂鬱症和情緒變化。

與淋巴有關的典型症狀包括了關節疼痛、腫脹、蕁麻疹、濕疹、發炎、頭痛、腦霧、清晨身體僵硬、疼痛、腸氣、脹氣、消化不適、焦慮、憂鬱症和慢性疲勞。瑪莉幾乎患有所有這些與淋巴有關的症狀。

壓力和生活型態會影響你的淋巴

每個人的生理機能都相當獨特；我們從一出生就有獨特的藍圖，有著自身的強項和弱項。除此之外，我們的住家、家庭和社會都有其影響性，要不是進一步強化，不然就是削弱了個人的消化和淋巴系統。重要的是，花點時間反思那些影響自己的內在與外部的壓力源，思考一下這些狀況開始的時間，或許甚至是還在母親子宮裡或童年時期就有的壓力源。

個人消化食物的方式可能與個人消化生活經驗的方式有著錯綜複雜的關係，而且反之亦然。我在第十四章〈心靈至上〉將會深入探討這些概念。

新的科學也表示人類的ＤＮＡ也有連結到染色體的許多開關，不是開啟，就是關閉。研究人員現在正在研究，在人的一生中，這些開關會因為壓力以及行為與環境的影響而時開時關。正因如此，留心自己的生活型態選擇是很重要的，畢竟你的選擇會對健康和消化方式產生直接衝擊。

抗氧化劑、老化與腸道淋巴

淋巴系統是自由基損傷、退化性疾病和加速老化的原發部位。除了血液之外，抗氧化劑像是維生素C、硒、藍莓、石榴和一長串的食物型抗氧化劑，都可以在淋巴系統發揮抗老化的神奇作用。開創性研究已經發現老化加速與身體淋巴管故障有關，尤其是布滿腸道的腸繫膜淋巴，這些淋巴會影響身體的退化與老化，負責了大部分的身體免疫工作，因而已被證實能夠決定一個人的老化速度。

大腸外的腸道相關淋巴和小腸內的腸繫膜淋巴，兩者都相當容易受到毒素的傷害，也對腸道內的壓力源很敏感，而會出現腸漏症或大腸激躁症等症狀。

我在本章會討論許多幫助淋巴疏通排毒的物質所扮演的角色，就是那些有助於腸道淋巴管發揮最佳功能的抗氧化食物和草本植物。

補水療法

補水療法第一階段

讓我們討論一下水化作用（hydration）的重要。一般認為淋巴阻塞與脫水狀態和許多腸胃症狀有關，包括了腸道炎症。科學研究指出，腸道淋巴管要是阻塞的話，身體則容易出現腸道激躁和發炎的狀況。

大約三分之二的人口都處於脫水狀態，而適當含水量影響最大的似乎就是淋巴系統，原因就在於，液體要從細胞流出和進入淋巴系統，這全都都需要依賴體內適當含水量所產生的滲透壓。

淋巴療癒的第一種技巧，我稱之為「熱啜」（Hot Sips）。做法是把淨化過的水煮沸後裝入熱水瓶整天攜帶，一天之中，每隔十分鐘至十五分鐘啜飲兩口到三口的熱開水，連續執行約兩星期。你偶爾可以擠一點檸檬汁到熱水中，進行期間，你還是可以正常飲用茶或果汁等其他飲品，反正就是在白天的時候盡量啜飲熱水。

這是行之幾千年的阿育吠陀淨化療法，用來改善淋巴功能並促進身體排毒。啜飲熱水會產生血管擴張效應，進而增進循環和淋巴乳糜管作用的能力。話說熱水能夠增加身體的排毒效果，其作用就像是你會用熱水來洗滌鍋碗瓢盆，冷水就是無法達到相同的效果。此外，熱水似乎會增加接觸到熱水的細胞周遭內外的分子活性。而且據說，在脫水的皮革上倒上冷水，冷水就直接流掉了；如果脫水皮革上倒的是熱水的話，皮革則會軟化、吸水和去污。我在臨床上使用「熱啜」法已經超過了三十年，由於療效很好，我至今依然使用。

我總是要病人先嘗試這個方法一天就好。如果你發現自己在一天過後並不想喝熱水的話，代表你可能沒有脫水的問題。不過，大多數的人都會發現自己很想喝熱水。當然，這個療法看似無聊透頂，但是對於熱水嚐起來的甜美，以及開始進行這個補水療法所帶來的美好感受，你一定會感到萬分訝異。記得要使用優質的過濾淨化水。

熱啜科學

有份研究比較了啜飲熱水和冷水的差異，結果發現啜飲熱水會加快黏液通過呼吸道的速度。呼吸道的纖毛會每秒鐘收縮約二十次，而每個細胞裡至少有兩百根纖毛，其作用就是要防止肺部受到不潔物質的感染。在啜飲熱水的助益之下，纖毛會更快地把不潔物質從小支氣管和鼻竇傳送出去，即是咳出體外或吞入體內。而從纖毛裂縫滑漏的若是有較小毒素或細菌，則會被呼吸道的淋巴帶到淋巴結去加以淨化。熱水也可能會使得上呼吸道黏膜擴張，並且幫助淋巴引流的效率。我們可因此論定，啜飲熱水是處理上呼吸道感染的有效手段。

對於因食道收縮緩慢而無法消化和吞嚥困難的人來說，啜飲熱水比冷水來得更有助益。如果你有無法消化或吞嚥困難的狀況，而且通常用餐時會搭配冰冷飲品，你可能要考慮不喝冷水而改喝熱水、草本茶，甚至是換喝常溫水。

補水療法第二階段

補水療法第二部分叫做你的「每日盎司」（Daily Ounces），即每天飲用以盎司計量的一半自己理想體重的水量，持續喝上兩週的時間，而你每日飲用的熱水量也算入每日的飲用水量（常溫最佳）。這套飲水規則通常比每天六杯八杯水的建議飲水量要來得多一些，畢竟在進行淋巴療法期間，保持身體的水分充足相當重要。

補水療法第三階段

補水療法的最後階段是要補充胃黏膜的水分。小孩子會肚子痛，最常見的原因就是有脫水狀況。胃鋪有一層碳酸氫鹽層，目的是要緩衝胃酸，其重量有百分之九十五是水。倘若身體和胃出現脫水狀況，胃就會停止製造所需的胃酸，導致身體無法分解和消化如麩質和酪蛋白等難以消化的食物，以及其他不好消化的蛋白質。

第三階段的療法需要我們飲用十二盎司的常溫水，時間是在用餐前的十五分鐘到三十分鐘，而這部分也要算入「每日盎司」的飲水量。這麼一來，所飲的水就可以湧進，替胃的緩衝層補充水分。之後，開始進餐時，由於事先補充了水分，胃部就可心甘情願地生產出所需胃酸，好來消化幾乎所有的食物。我在第六章提過一份研究，其證實了這個療法能夠改善消化、降低體重和身體質量指數，而你就只要在每餐前的半小時喝一些水。

然而，請勿將這項療法與在用餐前或是用餐期間大量飲水的方式相互混淆。不管在用餐期間或是餐點開動前，倘若飲用過多水分，你反而是冒著稀釋胃酸的危險，而真的削弱了自己的消化力。再在用餐期間或開動前飲水，這是說飲用剛好足夠的水量，使得胃裡食物有著如湯液般的濃稠度。再次聲明，誠如前一章所提過的三隻小熊童話的啟示，凡事適可而止，過猶不及，因此你的攝水量必須恰到好處。

若要增強消化力，最簡便又最有效的方法就是補水療法。實在很奇妙，水居然可以促進胃酸分泌，幫助分解小麥和乳製品裡難消化的蛋白質，並轉而刺激肝臟的膽汁以及胰臟與十二指腸消化酶的生產。只有在這一切的功能協調運作之下，正常的消化微生物群系才能繁衍茁壯，進而好好消化小麥和乳製品，分解環境毒素和汙染物質，而不至於任由它們逕自進入血液、脂肪、淋巴和大腦。

不同季節的疏通淋巴食物

歷史上作為染料的植物，如漿果、櫻桃、甜菜、番紅花和薑黃，一般都含有豐富的抗氧化劑，而且也會用來刺激淋巴作用。藍莓、覆盆子和草莓都是傳統染料，而且更是記載詳盡的抗氧化劑，可以促進淋巴功能。一般的原則是，只要食用時會弄髒手指頭的食物，可能就是能夠疏通淋巴的食物。

春季：三月到六月

- 一年四季，大自然都會賜予有助淋巴流動的食物。春天的時候，我們擁有收成豐富的櫻桃、漿果和綠葉菜，以便協助我們的身體進行一場自然的春季淨化。春季的主要風光是一片閃閃發亮的綠意，代表其中的綠蔬含有豐富的葉綠素，而葉綠素正是疏通身體淋巴的有力物質。富含葉綠素的春季綠蔬也是腸道重新繁殖新的有益微生物的必要之物，而這些微生物對身體的多數功能都會有所影響。
- 這些春季食物多半是鹼性，有助於身體的淋巴流動。例如：薑黃、紅根（red root，學名 *Ceanothus americanus*）、茜草根（manjistha root，學名 *Rubia cordifolia*）、蒲公英（學名 *Taraxacum officinale*）、異株蕁麻（學名 *Urticaria dioica*）、原拉拉藤（cleavers，學名 *Galium aparine*）、黃耆（astragalus，學名 *Astragalus membranaceus*）等，這些根莖蔬菜和草本植物都是在春天收成，也是淨化淋巴的強力草本植物。舉例來說，北美印地安人傳統上會使用紅根來促進健康的淋巴流動，減輕發炎和腺體腫脹的症狀。春天是利用這些時令綠蔬來讓身體鹼化的最佳時機，而在此時選擇食用鹼性食物是大有道理的！

夏季：七月到十月

- 到了夏季，我們就有更多綠葉菜和許多疏通淋巴的綠色蔬菜，根據記載這些都能夠增進淋巴流動。柑橘類水果富含維生素C和類黃酮，有助於維持淋巴管的健全。其他如蘋果、漿果、櫻桃、葡萄皮和葡萄籽等夏收水果，都富含可以疏通淋巴的前花青素。

秋冬：十一月到二月

- 大自然給予我們疏通淋巴的秋季贈禮，包括了石榴、甜菜和蔓越莓，以及薑黃、蒲公英、紅根、茜草、草烏桕（queen's root，學名*Stillingia sylvatica*）和福桂樹（ocotillo，學名*Fouquieria splendens*）等其他收成，這些都是冬季來臨前用來進行最終淋巴淨化的食物。薑、肉桂、小豆蔻、胡荽和黑胡椒等香料也是很棒的暢通淋巴之物，亞麻籽和奇亞籽等種籽也很棒，然而，我最喜愛的暢通淋巴幫手是球莖茴香的種籽。這些秋季食物可以幫助我們熬過冬季，畢竟大自然的成長季節在寒冷的氣候中多半處於冬眠的狀態。

更多疏通淋巴的食物

無論是吃球莖茴香，或是喝球莖茴香種籽與異株蕁麻所泡製的茶汁，都是疏通淋巴的傳統方法。球莖茴香茶可以有效治療腸氣和腹脹，同時有助於促進腸道乳糜管的功能來吸收營養，尤其是脂肪。經研究發現，球莖茴香也可以增加淋巴系統的白血球，進而維護免疫功能正常運作，同時也是強力抗氧化劑和自由基清除劑，以及防止腸道繁殖有害細菌和黴菌的抗微生物劑。

我之前說過，綠葉菜是極鹼性食物，可以幫助淋巴引流。《自然免疫學》（*Nature Immunology*）有項研究，量測了綠葉菜和十字花科蔬菜的蛋白質對消化道的先天淋巴細胞的影響，結果發現它可以促進健康的淋巴流動（在此說明一下，這是因為大多數人談到綠色蔬菜通常都不會想到其所含的蛋白質的重要性）。先天淋巴細胞（innate lymphoid cells, ILC）是位於消化道內壁的促進免疫力細胞，其作用是預防「壞」細菌在體內繁殖，先天淋巴細胞也有助於防止如麩質等未消化的食物和毒素通過腸壁而進入淋巴系統。

在防治食物超敏症狀、煩人的增重、體內腫脹和腸道細胞不正常增生等方面，一般也相信布滿整個消化道的淋巴系統扮演著重要角色，所以請多吃這些綠色食物！

每天一顆蘋果（和甜菜）

我前面提過，蘋果和其他富含抗氧化劑的疏通淋巴水果，如漿果、櫻桃、蔓越莓、葡萄的皮與籽，以及石榴，它們都含有豐富的前花青素。有項研究發現，蘋果的前花青素能夠降低或防止免疫失調，像是通過淋巴系統的過敏和自體免疫性疾病。

甜菜也是一種強大食物，消炎、富含抗氧化劑、保肝及抗癌物質，進而能夠促進淋巴的正常運作。

蘋果和甜菜的組合是很棒的疏通淋巴餐點。這兩種食物也是我最愛的活化和疏通膽汁的食物，我們在下一章會說明討論。

請享用以下這份超人氣的家庭簡易食譜（孩子們很愛的！）：

蘋果甜菜沙拉食譜

（Apple-Beet Salad Recipe）

材料：

- 有機紅甜菜一顆
- 有機蘋果一顆
- 檸檬二分之一顆榨汁

做法：

1. 將一顆有機紅甜菜清洗、削皮並磨碎
2. 將一顆有機蘋果清洗並磨碎
3. 加入二分之一顆的有機檸檬汁
4. 徹底搖勻
5. 盡情享用吧！

蘋果甜菜沙拉食譜

（Apple-Beet Salad Recipe）

材料：

- 有機紅甜菜一顆
- 有機蘋果一顆
- 檸檬二分之一顆榨汁

做法：

1. 將一顆有機紅甜菜清洗、削皮並磨碎
2. 將一顆有機蘋果清洗並磨碎
3. 加入二分之一顆的有機檸檬汁
4. 徹底搖勻
5. 盡情享用吧！

疏通淋巴的草本植物

茜草根

- 阿育吠陀的首要強健淋巴草本植物或許就是茜草根（學名*Rubia cordifolia*的意涵就是「紅根」）。茜草根是一種傳統使用的染料，與前面提到同是疏通淋巴的幫手一樣，而我在臨床上使用這種草本植物已有超過三十年的時間，療效極佳。
- 有個研究發現，當肝臟接觸到較高濃度的有毒化學物質的時候，茜草根可以提供有力的護肝效果，而茜草根的這個功效憑藉的是能夠提高麩胱甘肽（glutathione）分泌量的機制，而麩胱甘肽可能算是身體最強大的抗氧化劑。
- 另外兩份研究指出，茜草根是一種有效的抗氧化劑，而其中的一份研究還認為，它的效用甚至勝過維生素E等一些傳統的抗氧化劑別忘了，抗氧化劑一般都是在淋巴系統中發揮其強化健康的神奇作用。脂質過氧化作用是指體內好脂肪變成壞脂肪的狀況，而茜草根被證實也能防止肝臟和淋巴的好脂肪出現脂質過氧化作用。

薑黃

- 薑黃是知名的料理香料，其有助淋巴流動的重要特性則較不為人所知，但確實可以大幅減輕淋巴腺體的腫脹狀況。

- 薑黃也有助於維持健康的淋巴流，並顯著降低癌症相關的轉移風險。淋巴系統是身體免疫系統的高速公路，而以我們目前所知，麩質和乳製品不耐症的許多病徵都僅是肇因於淋巴流阻塞，以致於免疫系統不暢通的原故。
- 薑黃能夠增加肝臟和膽囊的膽汁分泌，並維持將膽汁從肝臟和膽囊傳送到腸道的膽管的健全，故有助於人體的消化力，也有益於腸道內皮的健康。關於薑黃的深度說明請見第十章。

雷公根

- 雷公根的學名是 *Centella asiatica*，又稱印度圓葉（gotu kola），就與麩質和乳製品不耐症典型症狀有關的健康淋巴流和微循環而言，這或許是最獨特的一種輔助性草本植物。這種植物最出名的是可以促進認知功能，但是新的研究發現它也有益於引流大腦毒素的淋巴管，這或許可以解釋何以雷公根對小麥和乳製品所引發的腦霧和認知問題如此有用。
- 雷公根有助於位於血管、淋巴管和胃的皮膚細胞的健康和修復，這表示其不僅有益於調和橘皮組織的相關問題，還能夠輔助血液和淋巴的正常循環來提振健康的消化作用。
- 你知道雷公根是傳統上會用來促進大腦循環的草本植物嗎？現在有研究指出了雷公根具有幫助淋巴引流、認知益處，甚至是維護胃黏膜的健康等無數效用。若想要增進消化力，以及解決小麥和乳製品不耐症的極常見淋巴相關病症，這種植物應該是很好的選擇。

祕訣

雷公根也是有效的草本植物，可用於保健體內、外的皮膚，其中最重要的就是腸道內皮。

意想不到的疏通淋巴食物

我在印度接受阿育吠陀訓練的期間，我們習慣刨下柳橙和石榴的外皮和果肉之間的白色筋絡，曬乾後再加以研磨，這是阿育吠陀醫學用來調理血壓的藥材。健康的血壓相當仰賴良好的微循環和淋巴引流，不然的話就會在動脈中累積壓力。

新的研究顯示，有一種類黃酮叫布枯葉苷（diosmin），可見於如柳橙等特定柑橘類水果的網狀筋絡或果皮的白色部分，具有活化、疏通淋巴系統的強烈效用。事實上，布枯葉苷似乎可以影響身體的所有循環引流作用，促進淋巴、微血管和靜脈系統的健康功能、強度和能力，而或許最值得關注的是其對橘皮組織多寡程度的影響。

當受到腎上腺素（adrenaline; epinephrine）等壓力化學物質的衝擊時，布枯葉苷被證實有助於維持正常的靜脈張力，同時也能夠支援循環系統的抗氧化系統。此外，安慰劑對照的人體試驗證實，使用布枯葉苷有助於維持細胞和淋巴系統功能的健康新陳代謝、微循環和液體平衡，這些無一不與橘皮組織等阻塞症狀和食物不耐症的許多問題有關。有了這些美妙的健康益處，現在更有理由吃柑橘類水果來守護你的淋巴健康了！

祕訣

每日三餐後可以食用這些疏通淋巴的草本植物，標準劑量是五百毫克或是一顆標準「0」號膠囊。

蘋果醋

蘋果醋（Apple Cider Vinegar, ACV）是以天然乳酸菌發酵製作而成，通常西方又稱為「酸酒」。只要是經過天然發酵的蘋果醋，像是多數的自然食品店所販售的蘋果醋，其中就有豐富的醋酸、酵母和其他益菌，有益於我們的健康幸福。它是經典的餐前飲品，能夠促進胃部鹽酸的分泌，可說是增強消化火的極佳方式（請見第十章的進一步說明）。

蘋果醋是滋養淋巴的飲品，經證實具有防止人體脂肪和膽固醇氧化的效用，同時是淋巴系統的強力抗氧化劑。有項研究探究一群餵食了高膽固醇飲食的老鼠，喝了蘋果醋的老鼠被發現到，體內的維生素A和C等血液和淋巴抗氧化劑，以及麩胱甘肽和其他自由基清除劑的含量都較高。其他研究也主張，蘋果醋能夠有效降低血糖、有益心臟、減低感染機率並保護腸壁不致於形成腫瘤。

效果最好的方式是，準備一大杯十二盎司的水，加入共計一大匙未過濾的有機生蘋果醋，用餐前十五分鐘到三十分鐘之間飲用，如此即可促進胃酸和膽汁的分泌，保護腸壁並增進淋巴循環。請確實購買有「醋母」（譯註：係指優質蘋果醋裡的褐色網狀沉澱物）的有機蘋果醋，「醋母」是天然酵母和醋酸菌的結合物，蘋果醋的醫療質性正是來自於此。本書推薦的是美國全國性品牌布拉格斯（Braggs）的未過濾有機蘋果醋。

許多人發現自己在餐前飲用蘋果醋的話，比較能夠消化麩質。如果有麩質反應的話，許多人也說蘋果醋治療這些症狀的效果極好。古老智慧與現代科學攜手合作，又再次成就了一帖良方。

鹼性食物vs.酸性食物

如同我在第六章的描述，大自然無非就是要我們攝取更多當令食物。一旦出現顯然是小麥和乳製品消化不良或不完全所引發的淋巴阻塞病徵，請務必搭配當季飲食，多食用以下列表中的鹼性食物。科學研究已經證實，多攝取鹼性食物能夠減輕發炎、強健免疫力、增加精力、平穩消化和均衡體重。

依據大自然的季節性恩賜，我們要努力達到的理想目標是飲食中有三分之二是鹼性食物。大多數的鹼性食物都在春夏收成，而酸性食物通常呈現褐色，則是典型的秋收冬食作物。酸性食物可以溫熱身體，協助其在冬季月分重建和儲存某些脂肪。為了配合食物隨著四季流轉的遞嬗消長，以及每種食物各自的微生物學，我們就要在春、夏多吃列表中的鹼性食物，而在冬季多吃所列出的酸性食物。

多數專家都同意，我們的飲食中應該有三分之二是鹼性食物，但是對許多人來說這可能不易達成。不過，只要我們修復了腸道內皮且強化了上消化系統，就會更容易實踐食用較清淡、符合節令的鹼性食物。除了以下的列表之外，請按照附錄A的季節性採買清單來調整自己在不同季節的飲食選擇。

酸性食物 ACIDIC FOODS

可能阻塞淋巴的食物

雜項 MISC

酒 Alcohol
阿斯匹靈 Aspirin
巧克力 Chocolate
咖啡 Coffee
蛋和乳製品 Eggs and dairy
蜂蜜 Honey
菸鹼酸（維生素 B_3）Niacin
芥末 Mustard
黑胡椒 Pepper, black
所有肉類 Meat, all
所有堅果 Nuts, all
種籽 Seeds
清涼飲料 Soft drinks
紅茶 Tea, black
蒸餾醋 Vinegar–distilled

穀物 GRAINS

大麥 Barley
麵包 Bread
蛋糕 Cake
所有麥片 Cereals, all
玉米麵粉 Corn flour
玉米澱粉 Corn starch
穀物（小米除外）Grains, except millet
燕麥 Oatmeal
義大利麵 Pasta
米 Rice
蘇打餅 Soda crackers
麥麩 Wheat bran
小麥胚芽 Wheat germ
小麥製品 Wheat products

豆類 BEANS

鷹嘴豆 Chickpeas
豆科植物 Legumes
小扁豆 Lentils
大豆、豆腐、天貝 Soy, Tofu, Tempeh

水果 FRUIT

蔓越莓 Cranberries
李和梅乾 Plums & prunes
罐頭水果 Fruits–canned

鹼性食物 ALKALINE FOODS

疏通淋巴的食物

蔬菜 VEGETABLES

苜蓿芽 Alfalfa sprouts
甜菜與甜菜葉 Beets & greens
青花菜 Broccoli
抱子甘藍 Brussel sprouts
甘藍 Cabbage
胡蘿蔔 Carrots
花椰菜 Cauliflower
芹菜 Celery
羽衣甘藍 Collard greens
新鮮玉米 Corn, fresh
黃瓜 Cucumbers
紫紅藻 Dulse
四季豆 Green beans
綠利馬豆 Green limas
豌豆 Green peas
毛豆 Green soy beans
芥藍 Kale
海帶 Kelp
散葉萵苣 Leaf lettuce
蘑菇 Mushrooms
芥菜 Mustard greens
秋葵 Okra
洋蔥 Onions
歐芹 Parsley
胡椒 Peppers
馬鈴薯 Potatoes
蒲芹蘿蔔 Parsnips
櫻桃蘿蔔 Radishes
大黃 Rhubarb
酸菜 Sauerkraut
菠菜 Spinach
南瓜 Squash
蕪菁葉 Turnip greens
番茄 Tomatoes
水田芥 Watercress
山芋類 Yams

水果 FRUIT

蘋果 Apples
新鮮或乾燥杏桃 pricots, fresh & dried
酪梨 Avocado
香蕉 Bananas
黑莓 Blackberries
藍莓 Blueberries
櫻桃 Cherries
棗子 Dates
新鮮或乾燥無花果 Figs, fresh & dried
葡萄柚 Grapefruit
葡萄 Grapes
檸檬 Lemons
荔枝 Lychee nuts
萊姆 Limes
芒果 Mangoes
柳橙 Oranges
鳳梨 Pineapple
油桃 Nectarines
桃子 Peaches
梨子 Pears
葡萄乾 Raisins
覆盆子 Raspberries

雜項 MISC

利馬豆 Lima beans
小米 Millet
蘋果汁 Cider
楓糖漿 Maple syrup
糖蜜 Molasses

季節性淋巴排毒

每到春季和秋季，大自然就帶來了能夠自然地促進身體健康排毒的食物。在春天，豐收的食物有助疏通淋巴並且富含抗氧化劑，像是苦根、綠葉菜、一些漿果和櫻桃。這些春收食物會敦促身體進入正常的燃燒脂肪的狀態，展開自然及時的排毒過程。春收食物與生俱來含有較低脂肪，身體就會被迫燃燒自身的脂肪。由於人體往往會將化學物質、防腐劑和環境中的脂溶性毒素囤積在脂肪之中，春季的收成正是進行這種排毒的最佳時機。

夏末入秋之際，身體已經累積了過多的暑熱，而大自然就設計了一套當季排毒機制來幫助我們消散過多的當季熱氣。此時有富含抗氧化劑的漿果和水果，同時也有薑黃、蒲公英、薑等根莖類蔬菜。蘋果、石榴和西瓜是極為消暑降溫的食物，也能淨化血液和淋巴，可以說是消解夏末累積的暑熱的完美解方。

在自然界裡，倘若這些暑熱無法從體內退散，身體就會變得乾燥。等到冬天降臨，雖然低溫有助於消抵這些暑熱，但是本就天乾地燥的冬季卻只會加劇因無法消散的暑熱而生的乾燥狀態。過於乾燥的冬日會讓呼吸道黏膜開始變乾，要是置之不理的話，黏膜就會分泌過多的反應性黏液來加以補償。而黏膜變得乾燥和反應性黏液過量都會減損免疫力，阻塞呼吸道淋巴，並讓身體容易反覆傷風和感冒。

盡可能攝取當季收成的食物，這可以依循著季節遞嬗而建立起天然的身體防護網，傳送不同季節的微生物來幫助我們感知大自然，春、秋兩季則是利用居家淨化法來促進身體的淋巴和肝臟排毒的最佳時刻。在現代文化中，人們喜歡久坐不動，因此比起以往，盡力援助這種季節性淨化程序變得益發重要。關於如何居家自我進行淋巴與肝臟季節性的四日排毒療程及重啟消化力，請參閱第十二章的說明指南。

活絡大腦引流作用

運動或許算是疏通淋巴最有效的方法了。充分的研究告訴我們，淋巴系統負責運輸免疫系統、處理毒素和遞送營養，多半是在我們睡覺、行動與運動的時候循環運作。我們現在越來越明白，在睡眠期間，大腦和脊椎中央神經系統會經由微小淋巴管引流毒素。沒錯，這些淋巴管相當細小，這也是為什麼我們一直到最近才發現它們的存在，但是這絕對不表示它們不重要，事實上，淋巴管可能比先前的認知要來得更重要。

> 這些大腦引流的淋巴管稱為類淋巴，經證實每年會從大腦排出多至三磅的β-澱粉樣蛋白斑和其他毒素，這個排出量等同於大腦的每年毒素廢物的全部重量。

大多數的現代人經常久坐不動，而我們以狩獵採集維生的祖先則每天走上大約六哩到九哩的路，兩相對照之下，根據哈佛大學教授丹尼爾・李伯曼的看法，他是《從叢林到文明，人類身體的演化和疾病的產生》（*The Story of the Human Body*）的作者，現代人在白天沒有足夠的活動，也就無法支持所需的淋巴循環來維持理想的健康狀態。

過去五十年來，甚至連洗衣服、洗碗和其他許多需要體力的活動都自動化了。我們動得越來越少已蔚為風氣，而在當前的資訊電腦時代，這種體力活動減少的趨勢變得更加嚴重，只見數百萬的人每天數小時文風不動地坐在某個螢幕前的景象。

於是，這種情況降低了淋巴流動所需的肌肉收縮和體力活動，嚴重傷及經由我們的主要淋巴管自然清除毒素的運作。由日常生活運動誘導的毒素與淋巴的排毒工作就落到了睡眠期間的微淋巴排毒身上，而我們許多人現在的睡眠並不充足，這樣一來情況就更雪上加霜了。

這些在睡眠期間引流大腦和神經系統的微淋巴管，其實並不是設計來、而且更無法勝任這種久坐不動的現代生活型態的需求，畢竟淋巴引流的睡眠循環要排解的是大腦而不是身體的毒素。

這些微淋巴管很容易不堪重荷。新的研究已經指出，舉凡自體免疫疾病、發炎、焦慮、憂鬱症和許多跟麩質敏感相關的症狀，都跟這些微淋巴管的阻塞有關。

饒富趣味的是，淋巴是身體最大的循環系統，我們現在也漸漸認知到其至關重要，而這個系統的抽送主要是透過肌肉收縮和運動，這也是運動能夠促進心血管健康的原因之一。研究證實，運動可以提高百分之八十三的腿部淋巴引流作用，這意味了想要減少淋巴系統的毒素壓力的關鍵就是要運動。

移動、運動和深度睡眠是身體活絡淋巴的主要方式，然而這些卻都是現代生活有困難的地方，而且幾乎所有跟麩質相關的病徵都可以追溯到造成淋巴阻塞的消化不良問題。不同於動脈和靜脈中的血液，淋巴液並不是從心臟泵抽而出。由於淋巴需從手、腳指頭引流回到心臟，這是反地心引力的運行方向，因此對淋巴最好的運動就是含有跳躍動作的運動。

淋巴祕訣

只要每天在蹦床或迷你蹦床跳躍十分鐘就能夠對淋巴有深遠的裨益，而上下倒轉的瑜伽體位或反重力懸掛輔具對促進淋巴流動相當有效。

艾楊格（B.K.S. Iyengar）是艾式瑜伽（Iyengar yoga）的創始人，他活力充沛地活到九十多歲，曾經說過自己可以把一生的成就歸納至一個瑜伽體位法，那就是「頭倒立式」。令人心生好奇的是，這個體位法正巧是疏通淋巴效果最好的瑜伽體位之一，所有上下倒轉的瑜伽體位法，如前彎式、靠牆抬腿式或其他安全的倒轉姿勢，都有促進淋巴循環的功效。我最愛的瑜伽套式是「拜日式」（梵文Surya Namaskara; Sun Salutation），這套體位法可以疏通淋巴並啟動消化力，我在第十三章會說明這套體位法的深遠益處，你也可以在附錄D找到瑜伽拜日式的練習指南以及適合個人需求的改良版。

關於運動、淋巴以及適當運動如何幫助身體重啟消化力，這些都還有許多需要討論，這個課題實在太重要了，我特地為此撰寫了第十三章「聰明吃小麥運動」。

檢閱淋巴處方

讓我們在此扼要回顧前述方法，以便維持淋巴的正常流動而臻至理想健康狀況和消化力。

補水療法

- 每隔十分鐘到十五分鐘，每次啜飲兩口到三口熱水，每天進行，為期兩週。
- 每日飲用以盎司計量的一半自己理想體重的常溫水，為期兩週。
- 每次進餐前的十五分鐘到三十分鐘飲用八盎司到十二盎司的水。

多攝取當季鹼性食物

- 請參閱附錄A的季節性採買清單，勾選出自己喜愛的當季食物，讓自己多吃那些食物。
- 在暢通淋巴的時候，要特意多吃鹼性食物並少吃列出的酸性食物。
- 多吃漿果、甜菜、薑黃等多彩根莖、綠葉菜，以及球莖茴香、奇亞和亞麻等種籽，而柑橘類水果及其白色筋絡也是很棒的疏通淋巴食物。

疏通淋巴的草本植物

- 考慮補充茜草根、異株蕁麻、蒲公英、薑黃、福桂樹、草烏桕、黃耆、紅根、雷公根等草本植物，以及用球莖茴香和異株蕁麻泡製的茶汁。

疏通淋巴的運動

- 所有運動都對淋巴有好處。彈跳和安全地練習瑜伽上下倒轉體位法對淋巴特別有效。
- 第十三章提供了疏通淋巴和重啟消化力的「聰明吃小麥運動」。

淋巴尚未疏通前不要食用小麥和乳製品

- 淨化淋巴是邁向能夠再次食用小麥和乳製品的第一步驟。第二步驟就是要重啟上消化系統，這也是第十章的主題。

以下章節說明

我們在這一章討論了促進淋巴系統運作的方法，以便達到理想的健康狀態和消化力。接下來，我們在第十章會探索該如何啟動上消化系統，進而開始再度消化小麥和乳製品！

10 打造鐵胃

我有位英國病人最近寄來了一封電子郵件，希望我能在書裡分享她的想法。

親愛的約翰醫師：

大約是五年前開始，我的胃出現了不尋常的腫脹，並連帶著各種消化問題，包括胃會咕嚕叫、偶發性便祕、腹瀉和便帶黏液，而我只能承受一切繼續生活下去。

然而一切卻開始每況愈下。我向醫師求診，他們要我寫食物日誌，以便協助我找出是哪些食物引起問題。一開始的時候，我以為問題出在小麥或麩質，就試著不要吃相關的食物，但是狀況仍舊沒有改變。那時，我想或許是乳製品不耐症吧。我的醫師建議是先不要吃引起問題的食物，等到改善之後再食用。

我的免疫系統在那個時候一定也受到嚴重損壞，我又有了皮蛇（shingles，我不知道美國人是不是也是這麼說，就是大家說的帶狀皰疹〔herpes zoster〕）、多次感冒和下呼吸道感染。我也有過半夜喘不過氣而醒來的狀況，醫師的診斷是我有輕微哮喘。此外，我的糞便帶有黏液，但是沒有想到這是不正常的狀況！

停止吃某些食物並沒有真的改善我的病徵，情況反而糟到一種地步，在二〇一四年的夏天，我跟朋友一起上館子吃晚餐，我吃了奶油培根義大利麵，回家後就瘋狂地拉肚子。

到了這個地步，我知道自己一定要有所作為了。我接受醫師的診斷評估，接受了一系列的血液檢驗，結果是一切都很好，大體而言健康苗條。至於做過的二十多項的血液檢驗，報告中只有一項檢驗值不正常，那就是我的膽紅素濃度，但是醫師告訴我這一項在臨床上可以說是微不足道。

因為這是醫師的專業意見，我也就沒有多想了。碰巧的是，那個週末，我在《星期日泰晤士報》（*The Sunday Times*）讀到了一篇文章，談論消化失調以及攝取消化酶對人們的好處。乍看之下，服用消化酶似乎是解決我健康問題的救星。然而，越仔細想就越覺得這種做法有悖常理，這看起來只是服用某個東西來補充身體原本應該要自己生產的物質。

因此，我上網搜尋了「我應該服用消化酶嗎？」的資訊。首先找到的就有你寫的一篇文章，答案是否定的，我們不應該服用，並且解釋了其間緣由。我接著又查閱了膽紅素濃度是什麼意思，是指其與膽汁分泌和消化過程的關係。真的要感謝你的文章，我現在終於有了通盤認識。

我後來閱讀了你的LifeSpa網站上的所有文章，還訂購了三果實和茜草根，而且至今還在食用。

我想你大概猜得到，我的身體是風型的體質，而且飲食不規律，通常會忙到沒吃東西，要是有進食的話，也是隨便亂吃。我現在一定都會空下時間來好好用餐，並且盡可能吃得健康。現在的我可以吃下所有食物而不會感到不適，消化問題似乎也消失了。

不過我的故事還沒結束，現在要說的最後部分可能跟剛剛所談的有關，知道了才能了解事情的來龍去脈。我在上個月被診斷出罹患了乳癌，現在已經開始化療。醫師告訴我存活的機率很高，我的療程（化療、手術和放射線治療）應該可以治癒我的癌症。

寫到這裡，我想告訴你的是自己對你的萬分感激，要不是你的文章，我可能到現在都還有消化問題和許多其他健康問題。現在，我都盡量遵循阿育吠陀飲食，並且能夠滿懷希望地過著長壽健康的生活（我現年四十九歲）。

在此獻上親切問候福與無數謝意。

康妮

當你的消化系統開始瓦解而出現了無法消化和身體不適的症狀，像康妮一樣停止食用不好消化的食物是很重要的做法。一般來說，當我們減輕一點消化過程中的負擔，症狀就會多少隨之獲得改善。等到解決了消化問題之後，我們即可在飲食中慢慢恢復食用這些食物，但是一定要選吃未加工處理、料理得當的當季有機食物。

康妮在來信結尾提到自己會跳過正餐不吃或是匆忙吞食。我要再次大力強調，在輕鬆的狀態之下進食很重要，一定要好好坐下來輕鬆享受餐點。康妮就是承受了壓力，而壓力不斷刺激她的腸道，以致於腸道分泌黏液多到她可以在糞便中看到的地步。

康妮有許多淋巴阻塞的病徵，包括了帶狀皰疹（皮蛇），以及免疫系統受損而出現的感冒、下呼吸道感染和呼吸困難等狀況。我們在第四章就已經討論過這些和其他淋巴阻塞的症狀。

淋巴系統阻塞多年之後，肝臟本身會開始阻塞，膽汁分泌和流量也就可能會出現問題。胃要負責分泌胃酸來分解小麥和乳製品等東西，仰賴著足夠的膽汁來緩衝自己分泌出來的酸液。以康妮的案例來看，她的胃決定要盡量留住食物，為的是等待膽囊分泌出所需的膽汁。雖然多年來康妮一直深受腸道發炎和淋巴阻塞所苦，然而她大部分的健康問題的起因其實是肝臟、膽囊和（或）膽管的阻塞。

康妮的故事令人感傷，在經歷過這一切之後，她竟被診斷出罹患了乳癌。乳癌幾乎總是與某種淋巴阻塞脫不了關係，這就是我為何如此堅決要重啟我們的一生照理應該要有的消化力，而康妮就是極佳的例證。消化不良等同於排毒不佳，只要淋巴系統不堪毒素的負荷，身體就更容易出現更嚴重的健康問題。

消化和排毒

我們抵抗有毒環境的第一道防線，以及擁有將難消化食物轉化成營養的能力，都需要相當強健的上消化系統。這還要神經系統之間的協調配合，神經系統必須放鬆、安靜下來，與五官感覺一起感受正在食用的是何種食物。

我們看到、聞到食物的那一瞬間，身體會釋放出消化酶，之後是協調的消化反應：胃分泌出酸液和胃蛋白酶，肝臟分泌足夠的膽汁，並將膽汁運送到小腸。胰酶的分泌和傳送、十二指腸酶的協調運作，當然還有基於以上所有環節所創造出的環境，有助於滋養健康的上消化道微生物群系，而這一切直接掌管著將小麥和乳製品等難以消化的食物完全分解的工作。

現代消化狀況

就康妮的案例而言，她的肝臟顯然阻塞了，膽汁要不是分泌得不夠多，就是變得過於濃稠、緩滯和沾黏，而且膽囊超音波掃描通常檢查不出膽汁濃黏阻塞的問題。

實際上，運送酶的膽囊膽管和胰管會先匯合再進入小腸，因此阻塞了膽汁會造成消化酶和膽流的減少。然而，雖然攝取消化酶或許能減輕一些消化方面的症狀，但是康妮終究還是想要找出自己健康問題的根源，從裡向外進行療癒，而不僅只是頭痛醫頭、腳痛醫腳而已。倘若原因是不可逆轉的胰酶分泌缺乏的話，不太可能如坊間的吹捧療效，單靠服用消化酶補充品就可以解決問題，通常膽汁和胰管的阻塞和發炎才是罪魁禍首，只要膽汁和胰酶流量不理想，消化和排毒功能就無法發揮最大效用。

再者，膽汁和胰酶是胃部鹽酸的主要緩衝物質。如果小腸沒有這些緩衝物質的話，胃會滯留酸液而開始腫脹，或是引發胃灼熱和其他許多無法消化的症狀。胃也會真的開始減少分泌酸液，一旦胃不再分泌強力的濃縮鹽酸，酪蛋白、大豆、小麥等蛋白質則不會在上消化道開始分解。

你是否需要重振膽汁分泌嗎？

如果你對以下問題有超過一個以上是回答「是」的話，那就表示你的肝臟或膽囊可能需要幫忙了：

1. 你是否在飯後會感到反胃？ 是或否
2. 你是否在吃完一頓高脂肪餐點後會有肚子脹脹的感覺？ 是或否
3. 你是否偶爾會在飯後出現胃灼熱？ 是或否
4. 你是否有消化小麥、乳製品、大豆、玉米或堅果的困難？ 是或否
5. 你是否有時會排出黏滯、青綠色或油膩的糞便？ 是或否
6. 你是否有膽囊病史？ 是或否

膽囊是很重要的器官，其儲存的濃縮膽汁有助於消化好脂肪，處理壞脂肪和毒素，維持健康的腸道蠕動，並且能夠緩衝胃的消化酸。我先前已經提過，如果是毒素、壓力和（或）不良的飲食與排便造成了肝臟阻塞，膽囊的膽汁則會變得濃稠、黏滯和堵塞。透過磁共振造影發現，膽管為了讓濃稠膽汁繼續流動，已經擴張到超出一般認為的正常狀態，以便維持肝臟功能的正常運作，而濃稠的膽汁會影響到消化和排毒、維持健康體重和情緒，以及整體健康和活力的功能運作。

我在第九章討論過甜菜、綠色蔬菜和蘋果何以有助於促進健康的淋巴功能，這一章接下來則要

談論以上這些和其他促進肝臟和膽囊功能（因此，可以使得膽汁分泌正常）的超級食物和草本植物，你將會發現這些食物和香料同時有著令人驚喜的附加好處！

無敵的甜菜

甜菜是我最愛的促進肝臟功能、淋巴和膽流的首選食物，它所帶來的一些出乎意料的好處引發了不少話題。紅甜菜汁現在是美國奧本大學（Auburn College）美式橄欖球隊偏好的提高表現的飲品，有幾份令人信服的研究指出，甜菜汁甚至打入了美國美式足球聯盟（The National Football League, NFL），現在已經是休士頓德州人隊（Houston Texans）推薦的賽前飲料！

甜菜恰巧是能夠提高表現的硝酸鹽的最佳來源。沒錯，甜菜、芹菜和花椰菜等植物所含的硝酸鹽對我們有實質的益處，然而包裝肉品所含硝酸鹽，如培根、香腸、熱狗、預煮肉品、封裝火腿、義式辣香腸和沙拉米香腸等，則是深具毒性。

飲食中的植物性硝酸鹽很容易轉化成亞硝酸鹽，而亞硝酸鹽具有強力的血管擴張效用，因此有助於暢通阻塞的膽管。血管擴張也意味著血管和淋巴管變寬了，循環和淋巴毒素引流的功能也會變好，不僅能夠更有效率地運輸氧氣和養分到細胞，同時也可以增進體能表現。缺乏正常的血管擴張所造成的血流不佳，或許是身體和認知功能會伴隨著老化而退化的因素之一。

當前的許多研究都正在檢視亞硝酸鹽和甜菜補充品的潛在健康益處，如有項研究就證明補充甜菜汁能夠大幅提高跑步的表現，而所有的研究都指出了，甜菜不只對上消化系統的膽流有極佳助益，同時也能促進體內每個細胞的循環、氧合和淋巴引流作用。

甜菜汁也可以讓某些掌管執行功能的部分大腦的顱內循環增加，這也意味著甜菜可以促進剛發現的腦部淋巴的毒素引流運作，而我們透過大腦的執行功能，即可進行組織、規畫、記憶細節和管理時間等工作。甜菜內含的亞硝酸鹽是一種血管擴張劑，透過強化血液供輸和往返於大腦某些區塊的潛在淋巴引流，有助於維持健康的認知和記憶功能。

研究也證實了，甜菜根的血管擴張功效可以維持血壓的正常。有份研究揭示，僅只飲用五百毫升的甜菜汁，三小時內即可將血壓降低十毫米汞柱，這可能就是因為甜菜內的亞硝酸鹽具有血管擴張和輔助淋巴運作之效。

保肝利膽的甜菜

甜菜也富含維生素B群、鈣質、鐵質和如硫辛酸（alpha-lipoic acid, ALA）等有力抗氧化劑，而這些物質都有助於保健肝臟功能和淋巴與膽汁的流動。膽流不佳極為常見，而此狀況攸關著胃酸微弱、肝臟排毒不完全和脂肪代謝不良，而這一切都是能消化小麥和乳製品的必要功能。

有份研究證實甜菜和秋葵都能夠黏附於腸道的膽汁，一旦膽汁黏附到某種纖維，如甜菜纖維，就能夠隨之將有毒膽汁排出體外。這之所以重要的原因在於，經過肝臟和腸道的旅途中，黏附纖維的膽汁會沿路帶走有毒的膽固醇粒子、環境汙染物質和其他各種脂溶性毒素。倘若缺乏足夠的纖維，高達百分之九十四的有毒膽汁會被重新吸收回到肝臟，而再次進入人體循環之中。

這也是我比較推薦喝混合調理汁，而不是只喝純榨汁的原因。混合調理汁混合了纖維素纖維與汁液，純榨汁則不會保留纖維素纖維。雖然純榨汁有其好處，但是卻會供給身體過多的糖，而非常需要的纖維卻又太少。

甜菜也是護肝的強力食物。另一個研究讓老鼠吃了十天甜菜，其體內竟大量分泌兩種有力的抗氧化肝臟酶，即是可以排除體內毒素的超氧化物歧化酶（superoxide dismutase）和麩胱甘肽。這兩種抗氧化劑已被證實會活躍於淋巴系統之中，能夠減輕發炎，而發炎則是多數食物不耐症的相關病徵和「穀腦」的真正罪魁禍首。

促進血糖平衡的甜菜

令人意外的是，甜菜內含豐富的甜菜糖，卻經證實有助維持第二型糖尿病病人的健康血糖濃度的功效。甜菜的這些益處多半都該歸功於內含的豐富硫辛酸，其似乎能夠抵消甜菜糖的效應。硫辛酸具有水溶性和脂溶性的雙重特性，因而能夠穿透體內的任何組織，這也是它成為當下很受歡迎的護膚原料的原因。硫辛酸是抗氧化劑，可以促進體內的淋巴流動，有助於解決自由基損害的問題。我在第十一章會針對糖詳加討論。

祕訣

設法促進肝臟的膽汁分泌和膽囊膽流的時候，不妨試著每天吃一顆紅甜菜。甜菜可以增加膽流，進而幫助腸道蠕動，因此如果你的排便改善了，或是糞便呈現鮮紅色，不需要大驚小怪。

甜菜補強液食譜

（Beet Tonic Recipe）

材料：

- 新鮮甜菜一顆，去皮並研磨成泥
- 檸檬二分之一顆榨汁
- 橄欖油一大匙（務必使用特級初榨冷壓的有機橄欖油，包裝要有採收或裝瓶日期的標示）

做法：

1. 混合所有材料。
2. 每日攝取一顆甜菜量的混合液，為期二週到四週，以便重啟膽流。

綠蔬是好食物

綠色蔬菜是養肝的冠軍食物；綠葉菜富含微量營養素和礦物質，是肝臟運作最佳化不可或缺的東西。除了盡量讓每餐分量有一半是蔬菜之外，以下還有一份綠蔬補強汁經典食譜，可供養護肝臟和膽囊的運作功能。

綠蔬補強汁食譜

（Green Tonic Recipe）

材料：

- 歐芹一把
- 中型櫛瓜三條
- 四季豆二分之一磅
- 芹菜五根

做法：

1. 只要將以上材清蒸八分鐘到十分鐘，然後放入蔬果調理機中榨攪混勻，溫熱時可當湯品飲用，冷卻後則可當成補強汁或蔬果昔。你可以加水調到自己喜歡的濃稠度，也可擠入適量的新鮮檸檬汁調味。
2. 每天飲用一份到三份的綠蔬補強汁，可當作餐點，或是搭配三餐飲用，藉此消解膽囊疼痛和（或）優化膽囊功能。
3. 更多口味選擇：上列蔬菜皆可換成其他的綠色蔬菜，不妨試著加入一顆蒸蘋果，或是加入薑、蒜和低鈉蔬菜湯，酪梨也能增添不錯的濃郁質地。

每天一顆蘋果

每日至少要在某次用餐後吃一顆蘋果來增加膽汁流量，蘋果所含的高濃度蘋果酸可幫助擴張、暢通膽管，蘋果越酸的話，內含的有助疏通淋巴的蘋果酸就越多。

蘋果、蔓越莓、酸櫻桃都含有高濃度的蘋果酸，證實可以逐步增加鹼度，如此一來，自然能夠提升淋巴流和排毒作用。補充蘋果酸已證實可以分解草酸鈣腎結石，而許多專家相信它也可以分解膽結石，蘋果酸還可以用於替肝臟清毒以便讓膽管擴張，而每日食用這些水果有助維持最佳膽流。

如同多數食物，幾千年來，蘋果也被混種而變得更甜。因此，與其選購最甜的蘋果，不如嘗試購買較酸的蘋果，這樣的蘋果糖分較少，但含有較多有助疏通膽汁的蘋果酸。

葫蘆巴茶（Fenugreek Tea）

雖然現在大家比較少聽過葫蘆巴這種香料，但是它曾經一度非常普遍且備受推崇。有研究證實，讓研究參與者接受十周的高膽固醇飲食之後，葫蘆巴可以減少百分之七十五的膽結石，肝臟的脂肪量和膽固醇量也會因為葫蘆巴而降低。研究人員也發現葫蘆巴會增加膽汁的膽汁酸含量，分泌出更強效的膽汁，同時降低肝臟酶，這意味著肝臟在處理高膽固醇飲食時會更得心應手，總之，飲食中增加葫蘆巴的成效是分泌出更健康且更稀薄的膽汁，而葫蘆巴的降血糖功效也已經被充分研究

葫蘆巴茶食譜

（Fenugreek Tea Recipe）

材料：

- 葫蘆巴籽一小匙
- 水一杯
- 牛奶（選擇性添加）
- 肉豆蔻（選擇性添加）
- 檸檬（選擇性添加）

做法：

1. 一杯茶使用葫蘆巴籽一小匙。以木製大湯匙或廚師刀的刀面輕微壓碎葫蘆巴籽，藉此釋放香氣和有益健康的物質。
2. 把壓碎的葫蘆巴籽放入濾茶器中（若加入一小匙球莖茴香全籽，即可泡製成球莖茴香葫蘆巴茶）。
3. 將濾茶器放入一只小型鍋中，每一小匙種籽約倒入一杯水。用火煨煮兩分鐘到三分鐘之後，再浸泡十分鐘到十五分鐘（比起許多其他的草本植物或香料，葫蘆巴籽要花上較長的時間才能泡煮成茶）。
4. 冷熱飲用皆宜，並可視個人口味加入甜味劑或牛奶。若想喝熱的話，或許要重新加熱，可以放入新鮮研磨的肉豆蔻或是擠幾滴檸檬汁來加以提味。

過。用餐時佐以葫蘆巴茶有助於預防第十一章所談及的「糖肚」，你可以購買葫蘆巴籽來泡成茶，每餐進食時一起飲用，如此便可促進膽汁運作，並達到養肝之效；不然，也可以將種籽研磨成粉，或是購買葫蘆巴粉作為烹調用香料。你可以將葫蘆巴與球莖茴香種籽混合使用來強化淋巴和腸道內皮，並可泡製成球莖茴香葫蘆巴茶。

膽管淨化

喜來芝（Shilajit）是最珍貴的阿育吠陀草本藥材之一，而且是《阿育吠陀本草綱目》（*Materia Medica of Ayurveda*）標示為萬靈丹的唯一藥草，意謂著它對全身系統的健康都有好處。由於含有高濃度的富里酸（fulvic acid），分解結痂組織和結石是這種藥草最重要的特性之一，另外廣為人知的作用就是能夠傳送微量營養素到人體深層組織而使人有活力並延年益壽。這種藥草的傳統用途是優化肝臟功能與肝臟和膽囊的膽汁流動，我會用它來幫助人體有效排出螯合毒素並清潔胰管和膽管，進而達到有益健康的深度淨化效果。

令人讚嘆的薑黃

說到促進肝膽功能、淋巴流動以及維修腸道內皮的功效，薑黃可能算是被研究最多的草本香料。許多研究證實了，薑黃是肝臟的天然抗炎和抗氧化劑，能夠促進膽流和膽汁分泌，但是它的神奇魔效則不僅只限於肝臟而已。

小叮嚀

薑黃富含草酸鹽，而在腎臟或膽囊，草酸鹽會與鈣結合而形成草酸鈣結石。如果你很容易出現草酸鈣腎結石或膽結石的話，就不應該攝取薑黃，而要改用我建議的其他方法來提振膽流。

關於草本植物對於腸道滲透或腸漏症候群的療效，研究最多的就屬薑黃了。研究指出，薑黃有助於維護腸道內皮的正常功能和健康的微生物群系，轉而讓我們擁有更健全的腸道功能，並提升消化力。

薑黃的缺點是不容易為人體所吸收，這就是為何許多研究針對的是薑黃萃取物中更利於身體吸收的薑黃素（curcumin）。

縱然現代草本植物萃取物的療癒價值很高，原始植物在完整草本植物和香料中的藍圖卻不是萃取物能與之匹敵的。此外，萃取過程會使用到酒精，足以殺死實際靠著完整有機植物維生的有益微生物。完整的草本植物和香料帶有特定微生物來維持該植物的活動力，這意味著我們必須攝取完整植物才能得到植物的所有好處。再者，人體有可能對萃取物產生耐受性。完整的草本植物及香料的效用或許不如其萃取物那般有力，但卻可以細水長流。在阿育吠陀中，完整的草本植物和香料之間會相互混合使用以便強化人體功能，其功效與現代萃取物不相上下。

在世界上的許多地方，使用薑黃的料理傳統已經有好幾千年的歷史。若以十六份薑黃、一份黑胡椒的比例加以混合的話，其混合物可以讓身體吸收薑黃的效率暴增二十倍，如咖哩就是以類似比例調配而成。該份研究是最早的證據，揭示了一旦薑黃在某些助力之下（如黑胡椒）經腸壁吸收而進入血流和淋巴，即可展現許多療效。

有趣的是，印度的咖哩粉都有薑黃、胡椒和其他香料。印度的許多料理也會添加薑黃，所以在料理過程中，薑黃自然會受到萃取濃縮。事實上，一般印度民眾每天約攝取兩公克到兩公克半的薑黃，那相當於每天服入大約四顆到六顆的薑黃膠囊，而且他們幾乎天天都是如此。耐人尋味的是印度是前列腺癌、乳癌、大腸癌和肺癌等癌症發生率最低的國家之一，有些研究人員相信這可能要歸功於他們定期攝取薑黃的飲食習慣。

薑黃對大腦的好處

隨著年歲增長，或許我們最關切是如何不讓自己受到認知退化的蹂躪，而薑黃至少擁有十種保護神經系統的效用，有利於維持健康的認知功能。

由於大腦的組成主要是脂肪組織，脂溶性毒素因而可能會累積在腦中而造成損害。薑黃是脂溶性物質，可以親和脂溶性毒素而將之從深沉組織螯合而出（移除作用）。薑黃能夠自由穿越血液和大腦的疆界，於途中附著於β-澱粉樣蛋白斑等神經毒素，並可維持健康的抗氧化性。

如同第四章的討論，新的研究已經發現引流β-澱粉樣蛋白斑等毒素的腦部淋巴管與阿茲海默症有關。研究也證實薑黃有助於淋巴正常流動，或許就是這個機制作用，薑黃才能在維護大腦功能和改善麩質敏感所引發的腦霧上有卓越效益。

薑黃對情緒穩定的好處

新的薑黃研究一直探索著其對情緒的健康穩定的效用。有份研究證實，薑黃素可以促進去甲腎上腺素（norepinephrine），這是有助於情緒健康、注意力、睡眠、做夢和提高學習力的腦部化學物質。

或許讓人意外，薑黃素其實也能夠提升多巴胺（dopamine）與血清素的含量；多巴胺是維持愉悅感、情感、滿足感和運動的「激勵性」荷爾蒙，血清素則在情緒、記憶、學習、食慾、性行為、睡眠和許多其他功能都有關鍵作用。

人們也相信薑黃可以發揮腦源性神經營養因子的作用，這意味著它有助於神經元的成長與發展，並可抑制大腦細胞因受壓而退化。

促進膽汁分泌的食物

除了使用草本植物和香料來保健身體、大腦和促進膽汁分泌之外，有許多食物也能讓肝臟分泌更多膽汁，同時維持將良好的健康膽汁傳送到小腸的健全運作。

有助疏通膽汁和利膽功效的食物

以下羅列的食物可以自然增益肝臟、膽囊和膽流的功能。為了你的健康著想，請多食用這些具有疏通膽汁或利膽功效的食物：

- 蒜
- 蘋果
- 橄欖油
- 甜菜
- 酪梨
- 芹菜
- 菊苣茶
- 芥菜
- 薑
- 黑蘿蔔
- 蕪菁葉
- 椰子油
- 蒲公英
- 薄荷
- 朝鮮薊
- 漿果
- 綠葉菜
- 木槿
- 檸檬
- 蔓越莓

現在該是開啟消化力的時候了

每當有人抱怨有腸氣、腹脹或食物不耐症，許多專家通常會建議攝取鹽酸補充品。的確，胃部製造出來的鹽酸會耗盡而引起一連串的消化問題，而所有的蛋白質都要先由很強烈的胃酸（或胃部鹽酸）來將之分解和消化，尤其是麩質、乳製品，以及包護豆子、大豆和堅果的抗營養因子更是如此。因此，一旦出現了這些病徵，補充鹽酸似乎是合理的做法。

然而，當我們想知道鹽酸、消化酶或荷爾蒙是否含量過低，或是否需要補充的時候，可是身體並沒有足以用來測量所需的壓力計，這就讓情況有時會顯得有點棘手。若是體內的鹽酸耗盡或是分泌量不再充足，總是事出有因。如果我們只是攝取鹽酸補充品，卻忽略身體是有正當理由才停止製造鹽酸，這樣一來反而會適得其反。人體是相當聰慧的，總是為了某種理由才會採取某種行動。

胃部之所以會停止製造鹽酸，最常見的原因是緩衝物質不足而無法緩衝所需胃酸來消化難消化的蛋白質，而這些緩衝物質包括了肝臟和膽囊的膽汁以及胰臟和小腸的消化酶。對於這種情況，胃的反應就是減少製造酸液。因此，在以補充品添加更多鹽酸之前，你需要確定膽汁流動通暢。

這就是我們為何需要先解決肝臟和膽囊的問題。只要膽流恢復正常了，你接下來就可以啟動胃酸。與其攝取鹽酸補充品，我偏好利用草本植物和香料來促進身體製造鹽酸，這是因為草本植物可以訓練身體去自行運作，而避免身體出現仰賴消化補充品的風險。

增加胃部鹽酸分泌的「即時」技巧

- **訣竅一**：每餐飯前十五分鐘到三十分鐘飲用常溫水，飲水量為八盎司到十二盎司。
- **訣竅二**：將一小撮的鹽和（或）黑胡椒加入一大杯水中，並在每餐飯前十五分鐘到三十分鐘喝完。這兩種調味品可以自然提振消化力，每家餐廳的桌上都有鹽和黑胡椒，執行起來很方便。

- **訣竅三**：外出用餐時，不妨別出心裁先點一杯加了檸檬的熱水，或者自行擠幾滴檸檬汁到餐前水中。一般來說，你的餐點等可能要等上十五分鐘才會送上桌，這就讓水有時間幫胃黏膜補水來緩衝胃酸，檸檬汁則是有助於促進胃酸分泌。
- **訣竅四**：點用澆淋著油和醋的經典醬汁的沙拉餐。油會增加肝臟和膽囊的膽流，酸性的醋則能夠自然地增加鹽酸產量。
- **訣竅五**：進餐時要啜飲熱水，這可以讓吃進的食物有如湯般的濃稠度，鹽酸因而更容易分解胃中的所有食物。不過，進餐時飲水過量的話，胃酸會遭到稀釋，因此不要喝太多。切忌飲用冰冷的水。

五種幫助消化的救援香料

除了上述的促進鹽酸分泌的技巧之外，我還要建議一些常用的上消化系統援助物，以便協助長期重啟功能。使用整顆有機香料來料理食物已經有幾千年歷史，其經過時間試煉的健康效益如今也已經獲得科學證實。

舉例來說，根據令人信服的科學研究和幾千年的臨床使用經驗，球莖茴香、胡荽、小茴香、小豆蔻和薑是五種有助消化的香料，對於治療腸氣、腹脹和重啟消化系統的天然力有極大益處，下文會對此有所說明。至於這些香料最深遠的一面，或許是其性質溫和但效益強大，我就發現到，即使是消化系統最敏感的人也都能安心使用這五種香料而獲得不錯的效果。

飯後咀嚼一把小茴香籽、球莖茴香籽、小豆蔻籽和胡荽籽，至今仍是印度人的習慣，這就是為何當你離開自己最喜愛的印度餐廳時，往往可以在門口看到一碗球莖茴香籽等你品嚐。

我發現這五種香料實在是珍貴無比，可以用於重新訓練身體消化小麥和乳製品。許多研究認為小茴香、球莖茴香、小豆蔻、胡荽和薑可以從以下方面來打造自給自足的消化系統：

- 增加膽流（不需要膽鹽）
- 增加胰酶活性（不需要消化酶）
- 增加小腸酶活性（不需要消化酶補充品）
- 減少腸氣和腹脹（不需要鹽酸補充品）
- 提高脂肪與糖的新陳代謝
- 是有力的自由基清除劑
- 維持最佳體重
- 維持微生物生態健康（特別是薑）
- 改善腸道健康
- 維持益菌的健康成長率（特別是薑）

- 遏止幽門螺旋桿菌黏附在胃部
- 促進消化
- 縮短腸道運輸時間以利排便

至於這些研究的迷人之處，就是指出了這五種香料似乎可支援人體天生的消化力，而不是只是治療有問題的病徵而已。譬如，研究揭示這些香料可以改善脂肪和糖的新陳代謝，而達此目的的方式似乎是經由提高膽汁酸和胰酶流。

> 消化酶補充品提供了我們消化蛋白質和澱粉所需的酶，而這些香料則是促進身體自身的消化酶和膽汁的分泌，這個例子顯示了我們可以重整自身的消化功能，而不是逐漸地仰賴起消化補充品。

延續上述的論點，有份研究證實薑可以讓腸壁細胞更健康，還能促進腸道有益微生物的繁殖生長，其中許多正是負責消化麩質的微生物，而另外一份研究則說，這些香料可以杜絕與消化不良和胃潰瘍有關的幽門螺旋桿菌，防止其繁衍附著於胃黏膜。這些香料透過改善消化功能、消化微生物的環境、絨毛健康以及腸道功能的方式，似乎與身體的消化智能合作無間。

烹飪時添加這些香料是讓餐點更容易消化的妙方，不然你也可以在飯前服用這些香料的膠囊來促進消化，而另一種方式則是將這些香料泡製茶品來佐配餐點。

五種幫助消化的香料：單品特寫

這五種香料要一起服用才會發揮出增進身體消化力的魔效，雖然有詳細資料載明它們作為個別草本植物或香料的益處，但是混合搭配的成效又完全不同，現在讓我們來逐一認識這些香料。

胡荽籽（學名 *Coriandrum sativum*）

- 這五種幫助消化的香料中最具降熱功效的或許就是胡荽了。胡荽籽最常用作草本藥物來療癒許多的輕微病痛，而胡荽的葉子則是大家知道的香菜。胡荽籽最著名的特性是幫助消化，方式是消退身體和腸道中的多餘熱氣、發炎症狀或消化酸，達到舒緩鎮痛消化道之效，胡荽因此對偶發性的胃灼熱可產生良好療效。胡荽是天然的驅風劑，可以預防或排除腸道脹氣，並對因體內熱氣而衍生的諸多症狀都能有所裨益。

小豆蔻（學名 *Elettaria cardamomum*）

- 小豆蔻是一種薑科植物，阿育吠陀的文典推崇小豆蔻的功效是幫助食物消化，以及替一般食物提味。

- 印度香料奶茶（chai tea）的那一股最鮮明的味道即是小豆蔻的氣味，使得奶茶有促進消化的作用。據知，小豆蔻可以降低許多食物和含咖啡因飲料中的極度酸性，也是傳統土耳其咖啡的特色香料。若加入小豆蔻一同烹煮食物的話，則可消滅胃與小腸的過多黏液、腸氣和腹脹，同時維持正常的血糖和膽固醇濃度。

小茴香籽（學名 *Cuminum cyminum*）

- 這五種幫助消化的香料中，小茴香或許是最有效的消化滋補品，味道強烈，單獨使用時功效良好，然而也可以跟其他四種香料完美搭配，發揮促進消化和消解腸氣腹脹的極佳療效。小茴香還能消解消化系統的熱氣，提升消化力，這一點近似於胡荽。此外，小茴香也有助於吸收良好、有益微生物的繁殖生長以及腸道排毒。

球莖茴香籽（學名 *Foeniculum vulgare*）

- 球莖茴香不僅可以紓解消化道的腸氣腹脹症狀，也是深受阿育吠陀喜愛的疏通淋巴食材之一。球莖茴香是疏通淋巴的能手，可以讓新手媽媽分泌健康的乳汁，體外皮膚和體內皮膚（腸道內皮）明亮煥發，而對於所有類型的身體和體質也有強大的平衡效用。它是促進消化的最佳草本植物，可以強化消化火，卻不會加劇過多熱氣的情況，並可減輕腸絞痛、噁心及消除腸胃脹氣。

薑根（學名 *Zingiber officinale*）

- 由於薑有許多保健益處，阿育吠陀因而稱之為「萬能香料」。由於薑的辛辣口感可以溫熱上消化系統，甘甜的餘味則能冷卻舒緩下消化系統，因此是點燃胃部消化火的傳統引燃物。科學研究顯示，薑能促進微生物和腸壁的健康，並可刺激消化過程以利營養吸收。

祕訣

請擇一採用下列方式，以便得到最佳成效：

- 自行混合這五種香料裝入膠囊。
- 在食物上撒放香料混合物二分之一小匙。
- 使用香料混合物來料理食物，或是泡製成茶品佐餐飲用。
- 可依照前述的球莖茴香籽茶的泡製方式來製作混合香料茶。
- 網站 LifeSpa.com 有販售品名為「溫和消化錠」（Gentle Digest）的混合香料膠囊。

重啟消化火

一旦我們的膽汁流動順暢，消化和排泄的功能也都強化了，有時候就必需重新開啟胃部消化酸的製造。下面介紹的技巧是針對出現慢性腸氣腹脹但無胃灼熱的頑固濕軟消化狀況。再重申一次，這個技巧處理的是濕軟如沼般滯鈍的上消化狀況，而不是過熱或過酸的消化系統。

這個程序使用阿育吠陀經典配方 trikatu，它是由等分量的蓽茇（pippali，即長胡椒）、薑和黑胡椒混合而成。這三種香料的協同作用可以刺激消化火，胃部因而會更有效率地進行消化，同時促進膽流正常、健康排毒和脂肪的新陳代謝。這個混合配方具有和緩的溫熱作用，可以讓消化道準備好開始消化食物、吸收營養並有效地排出廢物。

小叮嚀——如果你會有胃灼熱或是消化系統很敏感的話，那就要使用上述的「五種香料混合」處方，而不要使用 trikatu。

消化火的重啟程序

每次用餐之前要服用 trikatu（或是五種香料混合）膠囊，慢慢增加服用量到你覺得腹部周圍有舒服的溫熱感為止，之後即可開始依次減少服用一顆膠囊，但仍維持腹部的溫熱感受。

祕訣

多數的健康食品店都找得到這種Trikatu配方膠囊；或者，你也可以到網站LifeSpa.com購買名叫「溫熱消化錠」（Warm Digest）的trikatu膠囊，以及五種混合香料的「溫和消化錠」膠囊。

- 早餐前服用一顆膠囊。
- 午餐前服用二顆膠囊。
- 晚餐前服用三顆膠囊。
- 隔日早餐前服用四顆膠囊。

如此進行到你找到自己的最大劑量為止（詳細說明如下），單次用量不能超過六顆膠囊。

註記：進行重啓過程中，若是感到疼痛或不適，請停止執行並閱讀下面關於胃灼熱的說明。

找到自己的最大劑量

每次餐前都增加一顆膠囊，一直到能感受腹部周圍有些許溫熱感，你可能是在某次用餐前、進食間或飯後出現這種感受，這時的膠囊數量就是你的最大劑量，可能是吃了兩顆，也可能要吃到六顆才有溫熱感。不過，不要一次吃超過六顆膠囊。

如果你排便有灼熱感或出現稀便，但是腹部周圍都沒有溫熱感，那表示你的劑量已到極限而不該再增加幫助消化的草本植物膠囊數量。

保持溫熱但開始減少劑量

只要你感受到腹部或其周圍出現了溫熱感，下一餐開始前就要少吃一顆膠囊，繼續執行到又有溫熱感為止。這可能要一餐至兩餐的時間，甚至是幾天的工夫。

等到再次出現溫熱感之後，下一餐就要減少吃一顆膠囊，繼續吃相同數量的膠囊直到又有溫熱感為止。按照這個方式進行下去，減量到只吃一顆膠囊，然後就是完全不需要再吃膠囊。不過，你可能連續好幾個星期都需要在每次餐前吃一顆膠囊。

案例

我有位病人在第二天早餐前吃下四顆 trikatu 膠囊之後，就開始感到腹部和其周遭出現溫熱感，所以她的最大劑量是四顆膠囊。她在下一餐（午餐）減為吃三顆膠囊，並持續服用這樣的劑量直到隔天（也是午餐）又有溫熱感受為止。接下來，她在每餐前減為吃兩顆膠囊，到了隔天早餐又感到溫熱感為止。在早餐的時候，她就開始只吃一顆膠囊，並以此劑量連吃了三天直到又有溫熱感為止。

療效原理

身體的消化力會因為壓力或其他消化失衡的問題而變得過於虛弱，這套程序就是對此而設計來重啟消化力之用。腹部周遭之所以出現溫熱感，那是幫助消化的香料開始援助胃部分泌更多鹽酸的跡象，依據溫熱感出現的時機而緩慢遞減香料劑量，則可以確保胃部會繼續分泌鹽酸，即便是餐前只吃一顆膠囊也能夠維持充裕的消化火，最終即可完全不吃膠囊。

胃灼熱：消化不佳的徵兆

若要分解麩質的話，人體一定要能夠分泌強烈、平衡的胃部鹽酸，以便觸發之後的消化過程。如果鹽酸過酸或過稀，身體消化麩質的能力就會受損。因此，在重新食用小麥和乳製品食物之前，我們一定要確定胃部有最佳化的鹽酸。倘若你的胃灼熱症狀沒有獲得改善的話，請向醫師求診。

胃灼熱有許多不同類型，但是一般會感受到的酸灼熱是所謂的胃食道逆流疾病（Gastroesophageal Reflux Disease, GERD）的一部分。其成因是胃酸累積在胃部而向上逆流或回流到食道，而讓食道黏膜受到刺激，這種狀況會引起燒灼感、口中有酸味、咳嗽、呼吸喘鳴、聲音嘶啞、潰瘍、癌症和（或）疼痛。

胃食道逆流是慢性病，持續發生一段時間之後，隔離胃部和食道的下食道括約肌會功能不彰，促使胃酸往上逆流而刺激到食道細緻的黏膜組織。

傳統的看法認為是胃酸分泌過多才導致胃灼熱。當胃部鹽酸生產過多，胃黏膜會被灼傷，而在胃食道逆流疾病中，食道黏膜也會連帶受到灼燒。

舉凡太辣的食物、柑橘類水果、番茄、蒜、洋蔥、辣香料、糖、油膩食物和油炸食物，這些都會造成胃酸分泌過多和胃灼熱的症狀。長期處於壓力之下會誘發身體釋放太多的皮質醇，這種壓力荷爾蒙會刺激胃酸過度分泌並造成胃灼熱。

胃酸太少所造成的胃灼熱

雖然胃灼熱的主要成因是胃酸過多，然而它也有可能反映的是胃酸太少，而不是太多！沒錯：胃灼熱的導因有可能是胃酸分泌不夠。如果胃酸生產太少，食物和胃酸（即使量很稀少）就會留滯在胃裡而延遲了清空的動作，可是食物停留在胃裡的時間越長，胃黏膜受到刺激的機率就會越高。

想像一下，你吃進胃裡的所有食物竟然只有一丁點兒，或者根本沒有胃酸可以將之分解，這些食物不出多久就會變成刺激胃黏膜的物質。在胃酸低下的環境中，出現如幽門螺旋桿菌等微生物通常就等同於會發生胃灼熱，這些令人討厭的微生物會繁殖擴散並刺激胃部，進而造成胃黏膜發炎而引起跟胃酸低下有關的胃灼熱。

胃酸太少的常見成因

- 缺乏膽流而導致胃酸太少。
- 吃了太多難以消化且會消耗胃酸的高度加工食品。
- 在有壓力的情況下進食，一開始會讓皮質醇和胃酸增多，可是時間一久，長期的壓力會使得皮質醇無法正常運作，胃酸也會分泌不足。
- 進食期間飲用大量的冷飲或酒。
- 夜間進食過量會滯礙消化火。
- 食用過多厚重、油膩的食物會滯礙消化火。

胃灼熱類型小測驗：

一、胃酸過多：將四非之一小匙小蘇打粉和一杯水（八盎司）混合，在出現胃酸問題時飲用。若是灼熱是肇始於胃酸過多的話，強鹼性的小蘇打粉即可緩衝胃酸而減輕疼痛。

二、胃酸過少：將一大匙蘋果醋和一杯八盎司的水混合，在出現胃酸問題時飲用。若是胃酸過少的緣故，這麼做即可增加酸液、減少灼熱。

膽流不足

倘若胃灼熱是因為肝或膽的膽流不足的話，這樣的胃灼熱通常會在晚間或是飯後半小時到一小時之間發生。這是因為胃酸需要一段時間才會累積而（或）溢濺少量到小腸裡，卻沒有足夠的膽汁來加以緩衝。

倘若身體缺乏膽流，食用厚重、肥美、油膩或油炸的食物即有可能引起胃灼熱，而且比辛辣食物有過之而無不及，這是因為膽汁專責脂肪分解工作的緣故。膽流不足會讓肥膩食物停滯在胃部而不被消化和燃燒，進而造成打嗝或反胃的症狀。

什麼都無法消化嗎？請檢查你的胰酶

因為身體需要胰酶來消化脂肪、蛋白質和碳水化合物，所以幾乎任何一種消化不良的症狀皆有可能因為這些胰酶的缺席而併發。想要了解自身的胰酶平衡情形的話，最好的辦法是服用一些非處方消化酶，吃了之後若覺得比較舒服，你就可以推論傳送膽汁和胰酶的膽管可能阻塞了。如同先前的討論，甜菜、蘋果、葫蘆巴、薑黃和五種混合香料都對暢通膽管有極佳的效用。

胃酸不足引起的胃灼熱的療方

我在第九章討論過蘋果醋的使用可以多方面促進身體健康，諸如暢通淋巴阻塞和促進胃酸分泌。胃灼熱若是因胃酸過少或過多而起，可以將一大匙蘋果醋混入一杯八盎司的水，並於用餐前十五分鐘到三十分鐘飲下。蘋果酸已被證實有益於減輕胃灼熱、增進消化力、平衡血糖濃度，以及舒緩許多麩質不耐症的病徵。

倘若胃灼熱是胃酸分泌不足所引起，這種狀況一般也表示膽流不佳，請遵循上述增進膽流所提及的食物、草本植物和香料的建議。

胃酸過多引起的胃灼熱的療方

當胃酸過多的時候，我有以下幾項建議（詳細說明請見第八章和第九章）：

- **蘋果醋**——可用來治療胃酸分泌過少或過多的狀況。
- **五種幫助消化的混合香料**——可用來平衡胃酸、膽汁和酶的製造生產。
- **印度醋栗**——可幫助腸道內皮的健康修復。
- **雷公根**——有降火與修復腸胃黏膜的功效。
- **拓殖益生菌**——恢復微生物群的健康以助人體消化。

- **黏滑榆樹皮**——保護胃壁不受酸液刺激。
- **藥蜀葵根**——保護胃壁不受酸液刺激。
- **甘草根**——保護胃壁不受酸液刺激。

上消化道併發症：胃部上拉

阿育吠陀中有一種症狀叫做「向上移動的壓力」（udvarta），主因為胃酸在胃部累積而被迫逆流回至食道，進而造成胃灼熱、胃食道逆流或胃酸倒流，久而久之，胃部就會無法自然懸垂而上頂擠壓橫膈膜。這種狀況有許多成因，其中包含壓力、排便不良、膽流不佳和胃酸過多。

在有些情況之下，胃老是往上頂的壓力會導致肋骨正下方出現不適、發炎和疼痛的情形。極端的情形是，胃就附著在橫膈膜底部，而變得無法消化小麥、乳製品和油膩食物等難以消化的食物。一旦部分的胃黏附在隔膜牆上，人體就更難有效地把胃裡所有的東西運送到小腸。

嚴重的情況則是，胃往上向橫膈膜施壓了太多的壓力，果真就脫出橫膈膜，這就造成了所謂的裂孔疝氣的常見症狀。在食道穿過橫膈膜的地方有下食道括約肌，這個括約肌有種讓食物通過但隔絕胃酸的閉合功能。然而，經過多年的向上壓力施壓之後，這片下食道括約肌就會變得鬆弛，一部分的胃就會向上頂穿橫膈膜。

與向上消化壓力相關的一些病徵

- 花粉熱
- 偶發性頭痛
- 發疹
- 腦霧
- 喉嚨痛
- 偶爾有胃灼熱
- 消化不良
- 偶爾會便祕
- 體重增加
- 麩質不耐症
- 乳製品不耐症
- 肩頸痠痛
- 眼、耳、鼻和喉都出現問題

懸垂的胃

橫膈膜是隔離胸腔和腹部的一大片平滑肌肉，同時調節著呼吸的深淺與模式。身體的設計是胃自然懸垂在橫膈膜的下方，然而，經年累月承受著下列情況：

- 壓力
- 淺呼吸（口呼吸）
- 妊娠（由於胎兒向上推擠所施予胃和橫膈膜的壓力）
- 缺乏運動
- 缺少瑜伽
- 消化不良

……橫膈膜就會開始緊縮而將胃往上拉向自己，這也是婦女產後常見的慢性消化問題。

脫困方法

若想判斷自己是否有這種狀況，請用大拇指深壓左邊肋骨下方看看是否會一碰即痛。倘若這個部位會疼痛、酸楚、一觸即痛或感覺僵硬，那表示你的胃可能正不自然地向上推擠著橫膈膜。你可能也要戳壓一下右邊肋骨下方，感覺一下這個區域是否有酸痛的情況。肝臟懸掛的位置緊挨著右側的橫隔膜表面，如果右邊也會酸痛的話，你或許要一併治療。

拉胃法

一、坐在有椅背的椅子上，好讓胃部肌肉能夠放鬆。用左手大拇指戳壓左側肋骨正下方出現痠痛或緊繃的腹部部位，並將右手大拇指放在左手大拇指上來幫助施壓得更深入。若是感到酸痛的話，這表示你戳壓到正確的位置，症狀將獲得改善。

二、用拇指下壓肋骨正下方的胃部區域時，身體要前傾。腹部會因此變軟，讓你更能將腹部和胃部壓得更深。

三、將左、右手的大拇指往肚臍的方向向下壓拉，這會有效地把胃往下拉，讓胃和橫膈膜分離。

四、在你往下壓拉的時候，深吸一口氣，一邊將身體靠回椅背後仰，一邊用拇指將胃往下拉。後仰時，務必不要讓腹部肌肉收縮，這麼一來即可延展背部，而在你把胃往肚臍方向下拉的時候，肋骨也會隨之朝上擴展。

五、吸氣吸到滿之後，坐在椅子上一面向前傾，一面將氣呼出。接著再用左手大拇指下壓出現痠痛或緊繃的部位，用右手大拇指幫忙把胃往下壓拉，向下壓拉時記得深呼吸，並要延展或後仰背部。

六、以此方式壓拉身體左右兩側腹部感到痠痛或緊繃的區域。

每天要做拉胃法兩次，每次兩分鐘，持續到肋骨下方的腹部部位不再疼痛且變得柔軟。小心別做過頭，施壓過大的話，這個區域會瘀青而減緩療效，可能要好幾天或幾個星期才能舒緩疼痛感。

祕訣

請到網站 http://lifespa.com/learn-stomach-pulling 觀看教學示範，視頻介紹會讓你更快了解拉胃法。

消除胃和橫膈膜間的拉力與優化消化功能的其他方法

以下提供了一些簡單有效的手段來幫助胃部垂懸於正常位置：

- **鼻呼吸法**：運動時用鼻子深呼吸，這是延展橫膈膜和擴大腹腔的最佳方法。請參見第十三章的「鼻呼吸法」練習指南。
- **瑜伽拜日式**：這套瑜伽體位法交替進行延展和彎曲，本能延伸按摩橫膈膜和胃部相交附近的部位。請參見第十三章和附錄D的「瑜伽拜日式」練習指南。
- **手持式按摩震動器**：使用手持式電動按摩器來振動胃和肋骨下部之間的區域。每天振動按摩兩次，一次兩分鐘，做到肋骨正下方的左右胸骨都不再疼痛、變軟柔順為止，這個方法與前述的拉胃法配合使用的效果最好。

飯後昏睡

你是否曾經在吃完一頓大餐之後，而要使盡洪荒之力才能保持清醒呢？根據我在第四章援引的一些淋巴研究，淋巴系統要在飯後幾個小時才能運作完畢。由於脂肪轉化成的能量會從淋巴傳送到肌肉和大腦，然而消化不佳和淋巴系統阻塞則會減緩這個傳送過程，這就可能引起飯後倦怠或是耳熟能詳的「食物昏迷」（food coma）症狀。

在印度接受阿育吠陀訓練課程期間，我記得自己有一次和導師吃了一頓相當豐盛的午餐，我們是在一間會議室用餐，我深知自己只要回大廳就會在椅子上睡著，所以我告訴導師要回房睡一下，晚一點再回到大廳。他很快反駁說道：「不行。你就在房裡左側躺下休息，我十分鐘後會來叫你，我們再一起到大廳。你不會有事的。」

我告他自己吃太多了，肯定在十分鐘之內就會睡著，要是我沒有應門的話，就請他先獨自去大廳。我回到了臥室，依照他的指示躺下。奇怪的是，當他敲門來叫我的時候，我還是清醒的，我們就一起去了大廳；而更怪的是，我整個下午都是異常清醒地聽著用印地語進行的課程，而我根本聽不懂印地語！

在那次集會之後，我詢問導師為什麼會這樣。吃了那樣一頓大餐之後，我實在是疲倦極了，幾乎要當場睡在餐桌上了。他告訴我，我們確實吃太多了，但是吃的都是精心準備的新鮮食物，而且我們輕鬆地進食。他解釋道，因為我們吃的東西、吃的方式，以及我在飯後左側躺下休息的做法，都幫助了我把食物轉化成精力。人們會在飯後昏睡是因為消化不佳的緣故，只要能夠修復消化，我們就能夠享用一頓更輕鬆豐盛的午餐，而且不會出現食物昏迷的狀況。

放鬆進食並在用完大餐後左側躺著休息，這是可以促進消化的古老阿育吠陀技巧，而且現代科學研究也有所記載。以一份研究為例，研究人員將參與者分組，讓他們進食一頓大餐之後，一組沒有午睡、一組睡了十五分鐘、另一組睡了四十五分鐘，再量測各組的警覺性和工作表現。研究結果贊同了上述的午睡原則：小睡一會兒比長睡一覺要來得理想。飯後午睡十五分鐘的組員在飯後三十分鐘有較好的警覺性，而且可以保持三個小時之久。只睡十五分鐘的人的工作表現，也比午睡四十五分鐘的人明顯更好。

左邊側躺最好

還有其他幾個研究也贊同左躺休息的指示。當我們在飯後左側躺下以將胃部環抱其中，食物就能夠更順暢地離開胃部而進入小腸。飯後若是站立或右側躺下，這會對幽門括約肌施加不當壓力，食物可能因而過早離開胃部，進而導致消化不良、腸氣和腹脹等問題。有份研究就認為，左躺餵食的嬰兒的消化會比較好，比較不容易有腹絞痛；另外有些研究則表示，左躺休憩有助於緩解偶發性胃灼熱。

如果你吃完大餐覺得昏昏欲睡的話，請參考以下建議：

- 輕鬆地進食。
- 進食時不要看電視或分心做其他事情。
- 進餐時享受愉悅的輕鬆（沒有壓力的）對話。
- 可能的話，飯後可以左躺休息十分鐘到十五分鐘。
- 飯後小憩之後，不妨散步一會兒。
- 解決淋巴、膽囊和胃酸分泌的問題。

以下章節說明

我們現在有了一些行之有效的方法來重啟並促進消化功能，接下來就必須處理美國國內肆虐的一種新的前期糖尿病，我稱之為「糖肚」。

11 糖肚

關於下一個全球大流行的「糖胖症」（綜合了糖尿病和肥胖的病症），科學已經暗示了糖是其肇因，我因此認為將「小麥肚」稱作「糖肚」應該會更為適切，畢竟糖也是穀腦症候群的真正罪魁禍首。《無麩質飲食，讓你不生病》的作者大衛．博瑪特醫師就描述阿茲海默症為第三型糖尿病，而高升糖指數的穀物正與大腦健康欠佳脫不了關係。我在第一章就曾經提到認知能力下降與糖有關，而且並不必然是小麥或穀物的緣故。

世界各地的人們將小麥、大麥等麩質穀物當作主食已有數千年，或甚至是數百萬年的歷史。瀏覽歷史書籍的時候，我們鮮少看到圖片中出現體重過重的人。即便是我成長的一九五〇年代或是一九六〇年代，跟今日相較，過重兒、注意力缺乏症、糖尿病以及麩質或是乳製品不耐症在當時都相當罕見，而這些症狀其實都跟糖的攝取量有關。

在一九六〇年代，大量製造的加工食品成為新的「標準美國飲食」（Standard American Diet, SAD）的基礎，許多健康問題卻隨之而來，其中之一就是前期糖尿病。肥胖症、糖尿病、注意力缺乏症、哮喘、憂鬱症、慢性疲勞、阿茲海默症及現在的非乳糜瀉麩質敏感症狀都達到歷史高峰，而且絲毫不見逆轉的趨勢。

一般而言，加工食品會被更迅速地分解成醣類或葡萄糖，因而比全食物更快流入血液。血液中過多的糖會觸發身體分泌過多的胰島素，進而使得過量的糖轉變成多餘脂肪和有害膽固醇粒子而儲存在身體裡。

或許更有害處的是所謂糖化現象的退化過程的影響，這種現象是指血液中過量的糖黏附於如膠原蛋白或是彈性蛋白等蛋白質的情形。這些有害的糖化蛋白質結構已經被視為是幾乎所有慢性病的「罪魁禍首」，其中包含過早衰老與出現皺紋，而糖化終產物（Glycation end products, AGEs）則可見於癌症、關節炎、發炎及阿茲海默症等有關的腦部患處。

血糖與小麥

雖然當今最盛行的理論主張穀物一般都與血糖相關的問題有關，故而應避免食用，但是科學卻指出全穀物其實對於穩定血糖極有助益。

根據《糖尿病照護》期刊（*Diabetes Care*）的一份二〇〇四年的研究報告，該研究人員查看了兩千八百多人的資料來了解他們與稱為「代謝症候群」病症之間的關係，該病病徵如下：

- 腹部肥胖（「糖肚」）

- 血糖偏高
- 保護性的高密度脂蛋白過低
- 三酸甘油脂偏高
- 血壓偏高

食用含小麥在內的全穀物來獲取最大量纖維的人，其罹患代謝症候群的比例降低了百分之三十八，而對於那些食用最精緻化的加工食物的人們來說，罹患此病的機率則提高了百分之一百四十一。全穀物、豆莢、蔬菜和水果等高纖全食物都是地中海飲食的食物種類，富含這些食物的平衡飲食已經一再地被證明是扭轉現今許多慢性疾病的關鍵。

全食物飲食也富含不可或缺的礦物質，如鎂和鈣，而這些是當下盛行的糖肚和前期糖尿病的天然解方。一份歷時八年且有超過四萬名參與者的研究指出，富含鎂的全穀物（含小麥）與罹患第二型糖尿病的風險下降有關。就一組從全穀物中攝取鎂的研究對象，研究者發現其罹患第二型糖尿病的風險降低了百分之三十一，而食用非全穀物的富鎂飲食的另一組人，該病症罹患風險卻只降低了百分之十九。這樣的研究結果與當下盛行的信念背道而馳，小麥等全穀物反而或許真的有助於控制健康的血糖濃度。根據這一類的研究，小麥之所以會對我們的消化和健康造成問題，其實是在人們大量生產加工小麥之後才出現的。

為了平穩血糖濃度、降低體重和保健心臟，所選擇的穀物就至關重要。請盡量選擇經過浸泡、發芽和發酵（老麵麵團）的未經加工有機全穀物，其仍保有完整的麥麩、胚芽、小麥仁和胚乳，既無添加物也無刪減物，所以可以提供最多的維生素、礦物質和微量營養元素，就像自然食物一樣有助於維持最理想的消化率。

盡量挑選古代小麥粒也是重要的策略，如栽培一粒小麥、栽培二粒小麥和卡姆麥。譬如，一杯現代的（白色或全麥）麵粉大約有九十五克到一百克的碳水化合物，相較之下，栽培二粒小麥麵粉的含量只有六十克。栽培二粒小麥內含兩倍纖維，蛋白質更高出百分之四十四，古代小麥顯然要比現代小麥更不易增加因胰島素刺激的脂肪儲量或腹部脂肪。由於栽培一粒小麥和栽培二粒小麥等古代小麥也會抑制那些減少糖和脂肪新陳代謝的基因，因而或可降低罹患第二型糖尿病的風險。

在糖過剩的當代文化中，我們應該盡量減少攝取高血糖食物。有許多簡單的方法可以降低小麥麵包的升糖指數，並使其更好消化。我在第七章已經談過，經過自然發酵過程的傳統揉製老麵麵包的升糖反應較低。如果買不到老麵麵包或是優質全麥麵包的話，黑麥和斯卑爾脫小麥已經證實其升糖反應要比現代小麥來得低，也是不錯的選擇。

我們不要忘記，大自然就是要我們食用大部分的小麥，那是用來冬季食用的秋收穀物。現在新興科學認為，當人體消化自然收成的當季食物的時候，那些隨著季節而變化的土壤微生物也扮演著相當重要的角色。

念珠菌：糖的困境

白色念珠菌（學名*Candida albicans*）是腸道會自然生長的黴菌。一旦高糖飲食造成了菌叢在腸道中過度增生，腸道內皮就會發炎紅腫，並引發許多相關的消化疾病，而這些狀況多與麩質和乳製品不耐症的病徵相似，包括腸氣、腹脹、腹痛、疲倦、浮腫、腦霧、焦慮、憂鬱、皮疹和益發嚴重的食物過敏在內，這些都是念珠菌患者所提到的典型症狀。

我在前幾章已經談過消化系統失衡的諸多情況。經研究證實，患有腸躁症和（或）潰瘍的人都極可能出現念珠菌過度增生和其他的相關病症，而在促進消化機能之外，重新恢復腸道內皮健康和腸道附近的淋巴引流功能，就是根除念珠菌疾病的最有效方法。

含有甜食、糖、點心及簡單碳水化合物的飲食，如見於速食與加工食品之中，真的會促使念珠菌增生，而且還會擾亂腸道益菌。

當代文化讓我們一不小心就會吃進過多的糖。區區一罐十二盎司的可樂就幾乎添加了十小匙的糖，一杯星巴克的超大杯香草拿鐵則含有九小匙的糖。有些糖還經常會偽裝成健康食品，就拿一杯十五點二盎司的綠色機器裸果汁（Naked Juice Green Machine）來說，你以為是健康綠色飲品，沒錯吧？可是你知道裡頭加了令人咋舌的十三小匙的糖嗎？

許多人認為果乾是一種常見的健康零食。然而，請思考一下：一顆新鮮芒果約含四小匙的糖，不過若是食用與整顆芒果等重的自製果乾的話，你吃下肚的糖卻有十九小匙。

如果你出現了前述的念珠菌症狀，並且症狀會在吃糖之後顯著惡化的話，那就表示你極可能有念珠菌增生的情形。

想要控制念珠菌的話，你必須維持消化系統和益菌繁殖的完全平衡。我偏愛在療程一開始就使用在第八章描述的拓殖益生菌養生法，並且搭配可以撲殺念珠菌的布拉酵母菌。

布拉酵母菌經證實可以抑制有毒念珠菌的生長，阻止其黏附於腸道的生物膜壁上，也可以降低其他不良腸菌的數量，這就是為何這種酵母菌是我必選的益生菌，並用來擊潰如念珠菌等不健康的小腸或大腸的細菌和黴菌。

椰子油具有有益健康的抗微生物特性，食用椰子油也是預防和治療念珠菌增生的有效方法。

人工甜味劑的代價

對於那些認為食用甜味劑可以沒有熱量或無糖的人來說，他們需要了解天底下沒有白吃的午餐，人工甜味劑正是消化功能和腸道健康的主要破壞者。

> 在一份令人震驚的研究中，研究者發現零熱量食物使用了如糖精、蔗糖素或阿巴斯甜等人工甜味劑，而這些實際上都會增加血糖濃度！

經過大量調查，科學家發現這些甜味劑其實會傷害某些負責體重和調節血糖的腸道益菌。缺少了這些微生物，甜味劑就會被直接引流進入血液，進而導致血糖濃度升高和體重增加。正因如此，許多研究現在都認為攝取人工甜味劑與增重有連帶關係，而這可能是因為腸道微生物群系受到損害的緣故。

我們現在才正開始了解到身體對於被餵食和接觸的東西會是如此地敏感。雖然身體具有忍受壓力、毒素和壞食物的能力，但是當代科學也發現到，為了回應來自食物和環境的壓力源，人體和其微生物群系之間會維持著一種不斷變化、隨時適應的敏感均衡狀態。

糖肚：早期警訊

身體腹部的增重情形是最常見的胰島素作用結果，原因是過多的血糖被轉化為脂肪而堆積在腹部周遭，這是血糖失衡的第一訊號，應該要盡早就飲食來加以矯正。沒錯，當過度食用加工小麥或是其他加工食物，我們的血糖是會隨之升高。然而，我們廣泛流行的血糖病症並不是小麥引起的，其肇因其實是每個人各自特有的深具挑戰的生活方式和膳食選擇。治療糖肚的方法除了人人都應該要身體力行去糖膳食之外，其他就因人而異了。

新的研究指出，仍在「正常值範圍」的空腹血糖濃度如今則被認為反而讓人更容易出現血糖相關問題，例如增重（多半集中在腹部）、腦霧、疲倦、關節痛、認知能力和慢性疾病）。

令人遺憾的是，多數醫師還在採用「正常值範圍」血糖濃度數據，而且總是要等到血糖飆得太高時，他們才會建議改變飲食。現今的早晨空腹血糖的正常值範圍為七十至九十九毫克／分升，往往要在血糖濃度遠超過一百的時候，醫師才會給予建議，可是卻是為時已晚了

有份研究發現，只要血糖濃度高於八十五毫克／分升，即使這仍在目前的正常值範圍內，人們死於心臟病發作或是中風的風險就會增加百分之四十。根據二〇一三年八月發表於《新英格蘭醫學期刊》（*New England Journal of Medicine*）的另外一份研究，一旦研究參與者的血糖濃度超過九十五毫克／分升，縱然仍在一般認定的正常值範圍之內，他們罹患阿滋海默症的風險就會增加。

消除自己的糖肚

以色列魏茨曼科學研究院（Weizmann Institute of Science）正在進行一項開創性的研究，研究人員監測著超過一千名病人各自對於高血糖食物的反應。他們根據病人獨特的微生物群系組成，發現每一個人對於含糖食物的血糖反應都不一樣。有些病人食用壽司和葡萄之後會出現血糖高峰，然而對巧克力和冰淇淋卻毫無反應；有些人對小麥和義大利麵有反應，其他的人卻不會。他們發現這一切原來都跟腸菌有關，有的微生物能夠消化小麥，有的則可以消化糖，因此你的腸道微生物專司的功能或許與你的食物不耐症密切相關。

根據這份研究報告，好消息是微生物群系是可以改變的。誠如我先前的討論，這全都要仰賴腸

內環境與腸道內皮的健康。一旦這項研究得以完成，這些科學家期盼可以按照個人的微生物所能消化的東西來提供飲食建議。

如果你偏愛甜食、渴望吃糖、臀部和小腹都過度肥胖，或者你發現自己不再能消化以前可以消化的食物的話，不妨考慮使用經濟實惠的居家專用血糖機來自行監測血糖濃度。以一台含測試條在內的血糖監測器來看，目前的售價大約是二十美元到五十美元，甚至有可以直接插入iPhone或是Android手機使用的款型。倘若你的早晨空腹（係指八小時到十小時內未曾進食）血糖濃度始終高於一百毫克／分升的話，請向全人醫師或是營養師求診，與他並肩合作來降低自己的血糖濃度，進而預防罹患第二型糖尿病和其他高血糖濃度所引發的嚴重失調症狀。

藉由使用血糖監測器，你可以確切知道是什麼食物使得血糖濃度升高，它上升可能是因為飲食，也同樣會因為壓力或生活型態而升高。例如，當你外出吃頓晚餐，期間飲用了一杯酒和點心，你可能翌日起床後就發現自己的血糖濃度比平常高了許多；如果較早吃晚餐並提早上床睡覺的話，你可能會發現自己的空腹血糖濃度又回復正常；假如你挑燈夜戰地坐在電腦前面改變世界的話，隔天一早的血糖濃度又有上升的可能；如果睡覺時精神緊張，那麼晨間血糖就有可能比較高。

透過自我檢測早晨空腹血壓濃度的方式，你可以開始專注於血糖疾病的成因，然後著手改變飲食方式、生活型態、日常事務、壓力管理或運動習慣，在尚未形成大問題之前就要杜漸防微，而不是等到每年健康檢查時，才被醫師輕拍提醒放縱口腹之慾所養出來的腰部成果。

血糖濃度跟糖肚有關，你或許會認為自己只是稍微超出正常值，或者剛好落在正常值範圍的高端。倘若你的早晨空腹血糖濃度都徘徊在一百毫克／分升上下的話，那就一定要探究出原因。早晨空腹血糖數據要降到八十是需要時間的，畢竟血糖和消化力得要花上好幾年的時間才有辦法修復，因此想要讓整體回復平衡絕非是一場短跑衝刺，需要的是跑馬拉松的長跑心態。

以下是一些我認為最重要的血糖平衡策略：

從檢查標籤開始

檢查一下最喜愛的營養棒上的標示說明，你會發現裡頭可能充滿了糖。請謹記一點，不要因為看到的是來自棗糖、糖蜜、蜂蜜、芒果乾、葡萄乾或是水果濃縮物的糖，就認定對健康無害。再者，濃縮果糖會讓血糖濃度升高，而導致胰島素分泌過多和糖肚的出現。

標籤上的營養成分會標示出總含糖量，這包括了食物本身的糖分以及加工過程的添加糖，你需要閱讀成分列表才會知道是否添加了糖或甜味劑，也可以做些比較。比方說，一份毫無添加物的原味優格可能只含了六克糖，而一份六盎司的藍莓優格則含有二十五克到三十克的糖，兩者之間的含糖量實在差了十萬八千里啊！

做一位閱讀標籤說明的人吧！對一切的糖、甜味劑和高含糖量食物都要盡量敬而遠之，而且要選購標籤標示無添加糖或甜味劑，以及單份內容物的含糖量低於六克的食品。

你購買麵包、餅乾和乳製品的時候，請養成比較其中的糖含量的習慣，如我在第七章提到的挪威卡甫力餅乾就是「零」糖分而且口味極佳。卡甫力餅乾的確含有麩質，但是未經加工的麩質，並不會產生任何促進「糖肚」胰島素分泌的作用。

以卡甫力餅乾跟小麥薄餅（Wheat Thins）相較，小麥薄餅或許只含有四克糖，但是不要因此而被矇騙了，其中可還含有讓薄餅更難消化的許多添加物、防腐劑、添加糖和熟製油。

對於那些頑固難纏的血糖疾病，以下是我偏愛的一些對策。在測試期間，記得定期檢測自己的早晨血糖濃度，藉此來斷定究竟是哪一種食物或習慣促使血糖升高。在飯後一小時到兩小時之間，你也可以使用血糖監測器測量血糖濃度，以便找出餐後血糖高峰值（餐後兩小時的血糖正常值是低於一百二十五毫克／分升）。

- 停止攝取小麥一週。
- 停止攝取乳製品一週。
- 停止攝取小麥和乳製品一週，並且不要在晚間食用這兩種食物。
- 繼續測試有疑慮的食物，方法是於晚間食用並在晨間測試血糖。
- 開始進行本書第十三章說明的「聰明吃小麥運動」，每天練習，為期一週。
- 停止喝酒一週。
- 為期一週的期間，晚上十點以前就寢，並在早上日出或日出前就起床。
- 晚間不進食碳水化合物一週。

- 晚上六點之後不進食一週。
- 為期一個月，期間每週有一天進行水或自製綠色補強液（見第十章）斷食法。
- 為期一個月，期間每週有兩天採取輕食（每天只攝取六百卡的熱量），剩下的五天正常飲食即可。

少量多餐與一日三餐

糖肚和血糖疾病的最大問題，或許是人體無法燃燒脂肪來作為自然的燃料來源。當大量生產的高度加工食品成為了美國人的基本飲食之後，人體使用脂肪作為自身燃料的能力就被燃燒得較快但不持久的糖所替代，後果就是失去了持續產生能量的能力，並且需要更常食用更多的糖。為了補救這個問題，少量多餐就演變成一種新的飲食習慣。

祕訣

關於如何平衡血糖的進一步資訊，請至網站 http://lifespa.com/blood-sugar-secrets-health-longvity/下載我的免費電子書《健康長壽的血糖祕密》（*Blood Sugar Secrets to Health and Longevity*）。

如果每二到三小時進食一次的話，身體所燃燒的燃料就會是這些膳食而不是囤積的脂肪。如此一來，身體不會在每餐間隔燃燒所囤積的脂肪，反而習慣要每二小時到三小時就被餵食一次。不過普遍的看法卻是，只要攝取少量多餐的健康膳食，身體就不會把這些膳食轉化成脂肪囤積起來，照理說還會全天精力充沛，而且絕對不會增加體重。

但是問題出現了：在每二小時到三小時進食一次的情況下，身體並不會受到激勵而燃燒長久儲存的脂肪來獲得能量，反正身體一整天每兩小時到三小時就被餵食一次，幹嘛還要自找麻煩地挖出囤積脂肪來燃燒轉化成能量呢？但是，如果你一天只吃兩餐或三餐，而且餐餐之間留有充裕的間隔時間，你就能迫使身體在每餐之間燃燒囤積的脂肪。

請銘記於心，燃燒脂肪具有諸多好處，絕非僅只於體重管理而已。脂肪是身體平穩、非緊急燃料，也是最珍貴的燃料來源，其燃燒緩慢而穩定，足以供給一連好幾個小時的所需能量。反之，糖就燃燒得很快。糖與碳水化合物燃料提供了急速爆發的能量，但常會造成能量驟降崩潰結果。與糖的燃燒相較，燃燒脂肪傳送的能量較好，並可讓心情更穩定，頭腦更清晰，睡眠品質更好，食慾更少，當然也帶來了自然恆久的體重管理功效。

為了證實上述論點，我在二〇〇〇年的時候，按自己撰寫的《三季飲食》（*The 3-Season Diet*）原則進行了一項未發表的試驗性研究。我們讓研究群組一天只吃三餐但不吃零食，並且測量他們體重減少狀況和許多相關心理因素。兩週之內，他們的心情、食慾、睡眠、工作後精力耗盡和疲憊感都大幅改善，不僅如此，在兩個月的研究期間，他們平均每週還減重了一點二磅。若想得知如何平衡體重的進一步相關資訊，請到網站http://lifespa.com/ayurvedic-weight-loss-ebook/下載我的免費電子書《阿育吠陀體重平衡法》（*Ayurvedic Weight Balancing*）。

如何促進身體燃燒脂肪

在我的成長過程中，我跟兒時的鄰居小朋友都會在下午五點半左右吃晚飯。吃完晚飯後，大夥兒會到外面一起玩耍，等回家後就洗澡上床睡覺。廚房在晚上六點整就不開火了，因此根本沒有什麼床邊點心。隔天起床，我們會在七點鐘吃早餐，接著就在大雪中步行十哩的上坡路去上學。最後一段是開玩笑的啦，但是我們真的是連續十三個小時都不進食！我們一整個晚上都在睡覺，同時也在禁食，然後再吃一頓打破「禁食」的早餐來結束前晚的禁食。這意味著我們每天晚上都會重整脂肪代謝功能，以便維持正常的血糖和穩定的心情，而且整體的健康狀況比當今文化習慣之下所養成的都要來得更好。

每天吃早餐、午餐和晚餐而不吃零食，這樣即可自然地在兩餐之間禁食以利脂肪的新陳代謝。

健康零食好嗎？

就算在早餐和午餐之間吃的是如胡蘿蔔等健康零食，你還是會先以胡蘿蔔來作為燃燒的燃料。胡蘿蔔是有益健康，卻會讓你在這兩餐的間隔時間燃燒不到任何囤積的脂肪。如果你在午餐和晚餐之間不吃點心的話，身體就會被迫燃燒囤積的脂肪，以便讓你支撐到晚餐而不會出現血糖崩潰的狀況。從晚餐到早餐是一段重要的時間，身體會在這之間燃燒脂肪、減重、排毒和重啟穩定的神經系統以便處理隔日的壓力……所以你可能要重新思考一下該不該吃消夜。

許多人在下午三點到六點的時候會發生嚴重的血糖崩潰狀況，他們會渴望吃巧克力、睡午覺、吃洋芋片或喝咖啡。若要平衡這個血糖崩潰的問題，就要改變我們的飲食習慣。花些時間悠閒地享用一頓豐盛的早餐，並讓這份早餐的分量足以支撐你到午餐時間，而且期間不用吃點心。接下來就是讓午餐成為一天的主要餐點，觀察自己要進食多少分量才能不吃點心仍可維持精力到晚餐時間。晚餐仍舊不能隨便，看看自己能否在用餐後就不再進食直到就寢，並且能夠翌晨起床以早餐來打破前夜的禁食。總之，箇中關鍵就是要緩慢、平靜和愉悅地享用每一餐。

只有牛才會一直吃

有一些專家說道，「少量多餐」（每三小時進食一次）可以加速新陳代謝功能、控制血糖、降低飢餓感以及幫助減重，不過，他們卻苦無科學論證來為這樣的主張背書。

支持一日六餐的核心概念之一就是假定其能促進身體的新陳代謝，於是就能夠增加生熱（脂肪燃燒）而減輕體重。許多研究卻駁斥了這個論點。在一九九七年的時候，針對一日六餐有助於促進新陳代謝、生熱或減重的說法，《英國營養學期刊》（*British Journal of Nutrition*）徹底檢視了相關報告，結果並沒有找到任何證據。

一日六餐飲食計畫的另一種論點是，如果一天食用六份健康的小餐點，就會減少每餐的食慾和飢餓感。這或許有助於一些節食者控制飢餓感和熱量攝取量，但是當這樣的概念躍登於許多雜誌的封面的時候，其背後似乎少有可堪佐證的科學論證。

最後，「少量多餐」支持者的終極信念就是其可以輔助血糖的平衡。只要找本醫學教科書查閱一下低血糖症，你就會發現一般都是建議少量多餐，而且還認為等到血糖恢復平衡即可回復到一日三餐的規律飲食。

這個論點沒錯，一日多餐的確可以抑制血糖的升降而讓人覺得比較穩定，可是這只有短期功效。就我的一些病人的經驗，使用這種飲食計畫的人在剛開始的時候都會向我報告自己感覺很棒，他們減輕了一些體重，而且改善了焦慮程度、精力和食慾。可是才沒過多久，他們的身體就習慣了每二小時到三小時進食一次，但是卻失去了燃燒脂肪與持久供給能量的能力。不出六個月的時間，原先的成果就逐漸消失，而問題則捲土重來。很快地，他們就開始無時無刻都感到飢餓，體重又爬升回來，焦慮和情緒敏感的症狀實際上是惡化了。

打破少量多餐的習慣

維克特・扎米特（Victor Zammit）曾任蘇格蘭艾爾漢娜研究中心（Hannah Research Institute）細胞生物化學課程主任，他認為：「如果你一天只吃三餐，就算吃的是高血糖的飲食，你還是有時間來調節平穩胰島素濃度。」反之，你若是以高血糖食物作為正餐之間的點心，你的胰島素濃度則會居高不下而危害健康。

根據美國紐約科學院（New York Academy of Sciences）於二〇〇二年所提出的一份報告，如同我之前已論及的相同原因，採用全天候少量多餐而不是一日三餐的飲食方式，這可能會讓人陷入罹患第二型糖尿病、心臟病和中風的風險之中。我們若想要恢復以脂肪作為穩定的燃料來源的能力，並擁有良好的消化力，唯一方法就是少吃一點而且不要經常進食。為了達成目標，我們首先就是要可以好好地消化。世界上的多數文化仍舊是一天食用兩頓或三頓主餐，中間並不吃零食，而對於習慣吃零食的多數西方人來說，一日三餐將是一種飲食習慣的轉變。由於一天進食三餐以上可能會出現增重和心絞痛，也會提高罹患慢性病的風險，因此將一日少量多餐的習慣轉變成一日三餐很重要。不妨給自己一些時間來做這樣的改變，甚至可以先從一日四餐開始，這樣會比較容易過渡為一日三餐。

當燃燒脂肪的能力獲得改善，你會發現自己的食物攝取量和進食頻率會自然而然地降低。我會建議你將目標訂定在每天享用三頓健康、輕鬆的正餐，中間不要吃零食。一旦你做到了，不必感到驚訝，你將會發現自己一天居然只需要輕鬆地食用兩份豐富平衡的大餐點，此外還會在餐點之間飲用許多的水。

印度流傳著這個古老說法：

瑜伽修行人一日一餐

勞動的工人一日兩餐

醫院的病人一日三餐

印度人並沒有特定的稱呼來描述那一群每日少量多餐的西方人，不過依照這個古老說法，一天吃三餐的我們都已經生病了吧！

下列祕訣可以幫助我們更順利地過渡到一日三餐的飲食：

- 每餐之間要多喝水。
- 用餐時要輕鬆地享用食物。
- 午餐應該是一天中最豐盛的餐點。
- 從一日四餐開始做起，不吃零食，再努力減為三餐。
- 重視每一頓餐點，並以午餐為主餐。
- 不吃消夜，並開始減少晚餐的分量。
- 食用全食物，不吃加工食品。
- 每日努力攝取五十克的纖維質，這會有助於產生飽足感，而且不要忘記豆類是最好的高纖維食物。
- 每餐都要攝取優質脂肪和蛋白質。

以下章節說明

大自然會隨著季節遞嬗來豐收食物，以便激勵身體進行自然排毒的工作，我將會在下一章探討健康安全的身體淨化策略。

12 無毒過生活

在本書中，我從頭到尾都在談論強健的消化系統的重要性，有了它才能夠完善處理並排除環境污染物、殺蟲劑、防腐劑和重金屬。大部分的毒素和污染物都是脂溶性，這意謂著必須將其消化並送到肝臟過濾成水溶性，之後再從尿液、糞便、呼吸或汗液排出體外。

我先前已經充分說明了，許多西方人現已喪失了燃燒脂肪作為穩定能量供給的能力，並轉而以糖作為燃料。當身體不能再有效地燃燒脂肪，也就無法乳化、處理和解毒有毒的脂肪，結果是使得這些有毒脂肪會自行穿透腸壁而進入淋巴管，等到淋巴管阻塞之後，脂溶性毒素又會回流至肝臟。如此日復一日直到肝臟難以負荷，這些毒素會再被循環回到血液之中，最終沉澱在身體的脂肪細胞裡，甚至更危險的就是開始囤積於動脈、心臟或是腦部之中。

本書大部分的內容著重於「教導」讀者如何有良好的消化，藉此保護自己免於環境毒素和不良脂肪的傷害。我們至此尚未談論的則是排解囤積的有毒脂肪的方法，畢竟這些有毒脂肪可能已經囤積在體內脂肪細胞和腦部有好長一段時間了。

排毒並不是什麼新的概念。傳統文化使用排毒法已有數千年的歷史，即便舊時環境並沒有遭受如當代環境一般的污染，人體的消化和淋巴系統依舊總是易受刺激、發炎和損壞，而一旦消化不良，排毒功能就會隨之弱化，這或許就是我們會有這麼多附加的腸道內皮的原因吧。雖然腸道內皮的健康會隨著年歲的增長而衰壞，但是我們還是有許多方式可以用來保健珍貴的腸道內皮。

我想要與讀者分享的是一種極為簡單的傳統排毒療法，只需要四天的時間就可將討厭的脂肪毒素排出脂肪細胞，並同時修復腸道內皮。市面上有許多專門處理囤積的脂溶性毒素的排毒劑，但是其採行的做法都是積極地把毒素逼回到循環系統，希望藉此把毒素排出體外。使用許多排毒劑的過程一向是粗暴且耗神的耐力考驗，而讓人疲憊不堪。不知何故，傳統文化就是深諳腸道是十分嬌弱的道理，因而傳統排毒法都會採取極度合理、友好與溫和的方式，以便有效又健康地達到目標。

首先，如果把囤積的脂肪毒素挖出來放回循環系統之中，但是卻沒有先解決身體儲存毒素的原因的話，這可能只是把毒素移轉到不同的脂肪細胞而已，並不保證可以有效排出毒素。這些脂肪毒素一定要經過消化系統處理才會排出體外，倘若毒素出現滯留脂肪的情形，這就強烈表示消化和解毒的途徑已經崩壞或是不堪負荷。為了讓身體有效安全地進行排毒，重要的是要在排毒之前就疏通人體消化和解毒途徑。接下來，我所要教導讀者的排毒法正可以完成這兩項任務。

我們稱這種排毒法為「短期居家淨化法」，採用的是本書已討論過的兩種食物的療癒原則，那就是阿育吠陀超級食物蔬豆粥和阿育吠陀超級脂肪印度酥油。請重讀第三章和第八章來溫習一下這兩種食物的好處。

進行這個排毒療法時，要連續四天於早晨食用少量印度酥油（無水奶油），而且期間的飲食需是完全沒有脂肪的餐點。蔬豆粥是首選膳食，不過要是只吃蔬豆粥實在有點為難的話，我也提供了其他兩種零脂肪餐點以供讀者選擇。

早晨空腹時食用印度酥油，白天則是享用完全無脂肪的膳食，這樣可以確保身體會全天候不停地燃燒體脂肪。如果你在白天的膳食中納入脂肪的話，身體就只會燃燒在午餐和晚餐吃進去的脂肪，而不會去燃燒囤積在脂肪細胞和腦部深處的脂肪和毒素。

研究指出印度酥油是排除或螯合環境毒素的有效媒介，而用印度酥油來移除脂肪細胞中的脂溶性毒素的過程即是「親脂性媒介」排毒法，這是因為印度酥油的脂肪「喜歡」毒素脂肪，因而會為毒素吸引而加以附著，這也是我們可以使用如印度酥油等健康脂肪來去除體內的有害脂肪和（或）毒素的緣故。

在一份有八十八名參與試驗者的研究中，四十八位參與者按照前述方式攝取了印度酥油和蔬豆粥。在他們食用印度酥油和蔬豆粥的前後，研究人員分別測量了他們體內的九種不同環境多氯聯苯毒素（ＰＣＢ）與八種殺蟲劑的含量。

> 測量的結果是多氯聯苯的含量降低了百分之四十六，而殺蟲劑含量下降了百分之五十六！

這份研究因而論定，那就是親脂性媒介排毒法或許可以有效地減輕脂溶性毒物對身體造成的負擔。

由於印度酥油是酪酸含量最高的食物之一，這個排毒法就是賦予其塗覆腸道的工作。我在第三章提過腸道微生物如何得以確實製造酪酸，並會使用此酪酸作為腸壁細胞的能量和免疫力的主要來源，而在同時餵養許多腸道益菌。

在淨化期間，循序漸增早晨印度酥油的分量可沖出膽囊和膽管裡的膽汁，進而增加膽流、促進脂肪新陳代謝功能，並促使胃部分泌出用於分解小麥和乳製品所需的鹽酸。

吃蔬豆粥就像是食用藥用嬰兒食物，不僅有助於舒緩地修復腸道內皮，同時會創造出讓滿布腸道絨毛與淋巴乳糜管的益菌得以繁殖增生的環境，如此腸道即有了最終隔離和保護屏障來守護人體，防止討厭的毒素和未消化的蛋白質進入腸壁外的血液與淋巴。

《女人世界》（*Woman's World*）雜誌在幾年前曾與我聯繫，詢問是否可以為雜誌讀者建議一種淨化或排毒療程。我告訴對方在我的網站上有一本《短期居家淨化法》的免費電子書，那是一份指導如何在家進行淨化法的手冊，共有四十一頁，請對方自行下載。

《女人世界》下載了這本免費的《短期居家淨化法》電子書，分送給四十名讀者組成的小型焦點團體，並告訴我其成果斐然！每個人都愛死了這個淨化法。根據淨化療程參與者的回報，四天下來，她們的體重減少了九磅之多，感受到自己的情緒更穩定且食慾較少，消化和排便狀況也都比過去幾年改善了許多。由於焦點團體使用《短期居家淨化法》的效果奇佳，雜誌因而想要專題報導這個淨化法，專題後來於二〇一四年四月二十一日刊出，標題為〈科羅拉多減肥湯：四天減重九磅！〉（The Colorado Diet Soup: Lose 9lbs in 4 days!）。

為了讓本書讀者方便參閱，我在下文提供了一份簡易版的淨化法。不過，我鼓勵讀者到我的網站（http://lifespa.com/cleansing/short-home-cleanse/）下載閱讀完整的四十一頁《短期居家淨化法》免費電子書。當讀者造訪網站時，不妨順道瀏覽一下上頭的兩週《科羅拉多淨化法》（*Colorado Cleanse*），這份淨化法提供了更詳盡的居家排毒和消化系統重建的方法，簡單可行，不需特意排除工作或日常事務即可進行。

四日「短期居家淨化法」（Short Home Cleanse, SHC）

步驟一：補水療法

「短期居家淨化法」最簡單也最重要的特點之一，就是要使用潔淨過的純水來為消化道和全身細胞補充水分。請參照第九章說明，我在該章詳述了包含兩個步驟的淨化方式，扼要說明如下：

- **啜飲熱水：**從早到晚，每隔十分鐘到十五分鐘就從熱水瓶啜飲一口到三口的純水。
- **每日盎司：**連續兩週每天飲用常溫純水，飲水量是個人理想體重的二分之一的盎司量。

為什麼是一般純水呢？

你可能納悶著，是不是可以將水替換成檸檬水、草本茶、果汁、氣泡水、椰子水、米漿或是康普茶。在進行這項居家淨化法的期間，重要的是「啜飲熱水」和「每日盎司」兩部分都要使用過濾過的純水，這是因為純水不像其他飲料含有必需經過消化處理的成分。

我知道這需要喝下許多純水，請盡力而為！

步驟二：早晨印度酥油

每天早上融化每日規定的小匙量的印度酥油，要空腹飲用。

- 第一天——飲用印度酥油二小匙
- 第二天——飲用印度酥油四小匙
- 第三天——飲用印度酥油六小匙
- 第四天——飲用印度酥油九小匙

如果無法直接喝下印度酥油的話，可以把融化的酥油混入半杯的溫熱杏仁奶或可可奶，或是大槽（巴式）殺菌、非均質化的有機牛奶，要一口氣喝下溫熱的混合飲品。需要的話，可加入一小撮肉豆蔻、肉桂和（或）小豆蔻來提味，純素替代飲品則可選擇有機冷壓特級初榨橄欖油或亞麻籽油。喝完「早晨印度酥油」之後，要等半小時再進食。

如果感到噁心，可以啜飲添加了新鮮檸檬原汁與磨碎薑根的半杯到一杯的熱水。假如噁心感仍舊沒有消退的話，次日就不要增加印度酥油的分量，飲用相同或是少一點的分量。喝完「早晨印度酥油」半小時之後，即便有飽食感也一定要吃早餐（下文有提供排毒餐點以供選擇），如此應可安撫胃部。

小叮嚀

如果切除了膽囊、膽囊有問題，或是無法順利消化脂肪的話，你可能要採用改良版淨化療法。若是缺少膽囊，由於椰子油比較好消化，可能就要將印度酥油換成椰子油。如果膽囊有問題或有消化脂肪的困難（吃了油膩或是油炸食物後會感到噁心且消化不良），在進行上述淨化法的時候，每天早上務必只能飲用兩小匙的印度酥油或椰子油，且不要逐日增加分量。

步驟三：一日三餐且不吃零食

我們之所以進行這個淨化療程，目的是要在過程中教導身體如何開始和維持脂肪的新陳代謝。至於展開這項療法的最佳方式之一，那就是一天只吃三餐（搭配飲用「早晨印度酥油」），而且正餐之間不吃零食，如此一來，身體才不會把碳水化合物當作一般「即時」燃料來加以燃燒，而會去燃燒體內既存的更平穩的排毒燃料，即囤積的脂肪。要堅守一日三餐且不吃零食的原則，如此就能夠燃燒更多體內脂肪！

這項療法是否能順利完成的關鍵，就在於要讓午餐成為一天中最豐盛的主餐。吃午餐的時候，要坐下來慢慢輕鬆地享受用餐，或是有個好夥伴一起平靜說話，但是切忌邊看書報、邊聽新聞、邊看電視或使用電子產品，這樣就能夠完滿地吃完午餐，接下來即可計畫早一點吃晚餐，並吃得清淡且分量少一點。

這種進食法需要血糖達到某種穩定性。如果還無法做到一日三餐且不吃零食的話，不妨從一日四餐做起，接著再以個人自在的節奏遞減至一日三餐。不要為了做到盡善盡美而給予自己太多壓力，畢竟壓力會促使身體去囤積脂肪，而不是燃燒脂肪。

不該吃的食物

為了讓自己從淨化過程中獲益最多，整整四天的時間都不要食用以下食物：

- 最重要的就是不吃任何含有脂肪的食物，包括油、奶油、酪梨、堅果、種籽、乳製品、肥肉和魚（一早起來就要吃的印度酥油或是替代油品除外）。
- 不吃會減緩排毒效果的麵包、薄餅、脆餅乾或是烘焙食品。
- 不吃難消化的食物（如奶油、優格、堅果、油品、起司和比薩）。
- 不吃芽菜、凝乳（含豆腐）、醃菜和醋。
- 不吃大豆（含豆腐、天貝、味噌和毛豆）。
- 不吃生的或未烹煮的蔬菜、冷飲和涼食。
- 不吃白糖、蜂蜜、酒品、消遣性藥物與咖啡因。
- 不吃乳脂（乳製）品和辛辣物。

步驟四：以下三份餐點計畫擇一食用

蔬豆粥是以下每一份餐點選項的主餐，這是你在執行淨化法期間的最佳新朋友。

蔬豆粥摻混了美味的有機長米、黃色綠豆仁及香料，這是方便準備的混和餐點，而且其中富含蛋白質，對消化道和腸道黏膜極有益處。請參見附錄C的蔬豆粥食譜。

多樣餐

多樣餐含有最多元的食物種類，包括了蔬豆粥、蒸蔬菜、燕麥粥、沙拉、水果和蛋白質。由於這是「短期居家淨化法」中最多樣化的餐點選擇，我們建議每一個人不妨從多樣餐開始。

關於多樣餐的設計，目的是即便在身體清除脂肪細胞的毒素並將之運送結腸之際，也同時給予深度滋養的功效。

多樣餐的理想餐底仍然是蔬豆粥，如果需要更動的話，可以換成如小扁豆等小型豆、全顆綠豆或是其他的大型豆（如赤豆或黑豆），加上如藜麥、小米、蕎麥或莧菜籽等其他全穀物，一起烹調成容易消化的粥品。

當使用蔬豆粥做為餐底，你還可以加入蒸蔬菜、沙拉（當季生蔬菜）、燕麥片和（或）其他無麩質穀物。若想生食水果，阿育吠陀會建議與其他食物分開食用。

其他注意事項：

- 甜水果和酸水果要分開食用，而且一定單獨吃甜瓜。
- 只有在血糖穩定時才吃水果全餐，理想上是最多每隔一天吃一次。
- 早餐是食用水果全餐的最佳時段。

二色餐

二色餐包含了蔬豆粥和蒸蔬菜。當你覺得自己已經可以邁入種類更少的餐點時，就可以嘗試只吃蔬豆粥和蒸蔬菜或蔬菜湯（可以自行以草本調味料來熬煮蔬菜成湯，或是做成蔬菜泥）。儘管蔬豆粥是優先選項，但是使用替代豆類和穀物也無妨。

二色餐提供了多種礦物質和維生素，故而仍舊營養滋補，但是比多樣餐要來得更簡單、更好消化，並且活化肝臟和其他器官的功效略勝一籌。

單一餐

單一餐就是只吃蔬豆粥。一日三餐只吃無脂肪的蔬豆粥，淨化法即可發揮最大功效而讓自己大幅受益，這麼做會為腸道帶來驚人療癒作用和極佳排毒效力。食用（只有一種食物）單一餐的時候，一般用於消化的身體能量就會轉而專注於淨化療癒其他的系統。對於身體的解毒過程以及你與食物之間的心理關係來說，單一餐可是一項轉化性的飲食選擇。

「短期居家淨化法」的問題排解

在淨化過程中，你若是感到飢餓、昏眩、情緒化、疲倦或是不舒服的話，那可能是血糖不穩定的緣故。

如果出現了以上症狀，不管你正在食用的是何種餐點，你可以撒放少許未加工的純正脫脂濃縮乳清蛋白粉（濃縮式產品所經過的處理程序會比分離式產品來得少）；素食者則可加入未加工的大麻籽蛋白粉；不然的話，也可以在餐點中加入瘦雞肉或瘦火雞肉。進行短期居家淨化法的關鍵是不吃脂肪，但是卻可能需要較多的蛋白質來維持血糖穩定。如果你在餐點之間感到血糖遽升驟降的話，請務必食用多樣餐，可吃點含高蛋白質的無脂肪零食，並且要在下一餐攝取更多蛋白質。儘管不吃零食是我們的飲食目標，可是身體終究需要一些時間才能讓血糖達到平衡，而讓自己可以舒服地度過用餐的間隔時間。

按照我的經驗，平衡血糖可能花上數週的時間，所以在進行淨化法時不需躁進。我先前就已經說過，在淨化期間，我們完全不希望你在任何時候出現飢餓難耐或痛苦難當的感受，畢竟自身的神經系統的平靜也相當重要。

對於首次嘗試這個「短期居家淨化法」的人，我的建議是從多樣餐開始，等到日後再次進行淨化法時，再循序進階到二色餐和單一餐。

註記：爲了進行「短期居家淨化法」而產生壓力，這樣反而會促使身體囤積脂肪。請選擇讓自己最舒服的餐點，如此才能讓身體重獲燃燒脂肪的能力。

步驟五：最後排放

第四天晚上，晚餐要早一點吃而且吃少一點。吃完兩小時之後，泡一個瀉鹽熱水浴。如果無法泡澡的話，可以沖個熱水澡，然後將一個熱水瓶放在腹部上，以此暖腹十分鐘到十五分鐘，接下來才服用瀉藥。

選擇最合適自己的瀉劑

★消化敏感的人

（如有經常性胃灼熱和消化不良、排稀便、大腸激躁或是有膽囊或肝臟方面的問題）

• 喝一杯番瀉葉茶（傳統藥用通便茶的效果不錯）。

• 或是喝一又二分之一杯的常溫或溫熱的黑棗汁。

★消化健康的人

• 將一大匙瀉鹽溶解於一杯水中，再加入一大匙橄欖油和一小匙檸檬汁，即可飲用。

★腸功能不佳、排便困難或有便祕但消化力強的人

• 將一又二分之一匙瀉鹽溶解於一杯水中，再加入兩大匙橄欖油和兩小匙檸檬汁，即可飲用。

你大概在喝完後一小時到十五小時內就會感受到瀉劑功效（平均約是四小時到六小時）。如果瀉劑沒有發揮功效但你仍覺得強健的話，可以在第五天早晨再做一次瀉劑療法。

小叮嚀

請先諮詢過你的醫師再進行瀉劑療法。

在瀉劑效果尚未消退之前，請勿進食，然而啜飲些許常溫水或溫水並不礙事。雖然淨化法到此已算完成，但在第五天仍要食用湯品或熟爛蔬菜穀物糊來和緩地終止療程。烤番薯是我在淨化後最喜歡拿來當作第一餐的食物。

在四十一頁的《短期居家淨化法》的免費電子書中，你可以找到這個淨化法的詳細資訊，書裡還有關於草本植物、生活方式、運動、瑜伽、呼吸和冥想的建議，可以讓淨化法發揮更顯著的效果（http://lifespa.com/cleansing/short-home-cleanse/）。

「短期居家淨化法」旨在讓身體快速地排毒和復原消化力，然而身體往往需要四天以上的時間才能充分復原消化力和完全排毒。如同前述，為了矯正這個問題，我研發出了一套兩週淨化與完全恢復消化力的「科羅拉多淨化法」。歡迎到我們的網站（http://lifespa.com/coloradocleanse）進一步了解「科羅拉多淨化法」，你將可享受到充滿活力的安康生活的好處！

13 聰明吃小麥運動

我們的身體就是要動，如果我們不動的話，消化系統就會大禍臨頭。首當其衝的就是依賴肌肉收縮和運動才會流動的淋巴系統，我們現在已經知道其與小麥和乳製品不耐症的症狀有關。如同我之前的討論，倘若身體每天沒有足夠的活動，淋巴系統就會堵塞，而最嚴重的或許是引流大腦和中央神經系統的毒素的細微淋巴管出現阻塞狀況，那裡阻塞會影響我們的思考，也會擾亂神經系統的功能。

結合正確的呼吸可以大幅增進運動所帶來的好處，而我們的呼吸方式決定了自己會如何回應壓力、消化吸收的好壞、肋骨的彈性和淋巴系統的流動情況。

我在第一本著作《身體、心靈與運動》（*Body, Mind, and Sport*）中比較了鼻呼吸運動和口呼吸運動，以下就讓我們檢視一下兩者各自與消化之間的一些差異。

鼻呼吸背後的科學論點

根據我們在《國際神經科學期刊》（*International Journal of Neuroscience*）發表的研究，在運動期間，用鼻子呼吸可讓副交感神經系統更加活化，並同時壓制交感（戰鬥或逃避）神經系統的刺激。我在先前就已經有所說明，刺激副交感（休息和消化）神經系統能夠讓身體放鬆而啟動消化系統運作，至於主宰戰鬥或逃避的交感神經系統則會刺激身體，反而會降低消化力。

想像一下這樣的情況，你在叢林中被一頭熊驚嚇到，此時的你極可能會從嘴巴深深地從上胸部倒抽一口氣。根據我們的研究，用嘴巴呼吸會啟動負責戰鬥或逃避的神經系統，這是面對壓力或緊急狀況的典型反應。

用口呼吸會吸入空氣填滿肺部上葉，而這裡主要是專司戰鬥或逃避的神經接受器的所在之處。用鼻呼吸則會把空氣驅送過鼻甲，就像是空氣被迫通過許多的迷你渦輪機直通肺部下葉，副交感神經接受器就會隨之啟動。再與口呼吸相較，鼻呼吸則會生產大量的冷靜沉思的「α」腦波，使得運動比較沒有壓力而且更有樂趣。最後，每一次用鼻子呼吸的時候，整副肋骨動起來就像是淋巴的幫浦，一天可以抽吸大約兩萬六千次！

練習

外出散個步，沿途用鼻子深深地吸氣和呼氣。如果你發現自己要用到嘴巴才能夠吸入足夠的空氣，那即是表示走得太快了。此時要放慢腳步來穩定呼吸，放慢節奏開始再次行走，並且只用鼻子呼吸。

走路的時候，分別計算一下每次用鼻部吸氣和呼氣各走了幾步。試著在每次呼氣和吸氣時多走幾步，以無痛的漸進方式練習到可以吸氣走十步、呼氣走十步的節奏間隔。目的是要能夠呼吸得更長、更緩慢、更深沉，以便啟動副交感神經系統。

練習的目標是要建立起自己的全面呼吸力，不同的體型有不同的呼吸力，而最多可以達到吸氣走二十步和呼氣走二十步。只要盡力而為即可，並觀察自己呼吸的改善程度。

這個簡單的練習很重要。大多數的人都沒有意識到，肋骨一直不斷地壓擠著心臟和肺部，即使只是正常呼吸，每次吸氣都需要相當的肌力，更遑論是要深呼吸將空氣送到肺部下葉，那可是花上更多力氣呢。正因如此，我們常見到的結果就是人們會開始用嘴巴淺呼吸，每天兩萬六千次，這只能將空氣送到肺部上葉的壓力接受器，如此就會強化生活陷入危機的訊息。

讓我們談談瑜伽

瑜伽是用鼻部深呼吸的傳統練習，以便達到瑜伽境界，也就是一種心靈和身體的「結合」狀態。用鼻進行深呼吸能夠靜止心靈，而瑜伽動作則讓身體同時擁有力量和彈性。想要暢通淋巴和強化消化系統，「瑜伽拜日式」是有著超乎平常的效應的瑜伽套式。

「瑜伽拜日式」是屈曲和延展交替的一套體位法，同時搭配用鼻子吸氣和吐氣。當身體延展或向後仰的時候，要用鼻子深呼吸；當身體向前屈曲的時候，則要把空氣完全吐出。這一套體位法總計各有六個吸氣動作和六個吐氣動作。

吸氣時，把胸部往後和向上延展，體內的橫膈膜就會往下收縮，同時將空氣吸進肺部下葉。當胸腔向上伸展而橫膈膜同時向下收縮，這兩個部位就被拉開了。

橫膈膜向下收縮時，也會連帶把包括了肝臟和腸胃的腹部向下推。因此，當胸部向上伸展的時候，橫膈膜也會延伸而為消化器官施加了一點延展作用。

延展動作緊接著深呼氣的屈曲動作，或是同時會擠壓肋骨和腹部的前彎動作。吐氣時，橫膈膜會放鬆，肋骨就會把二氧化碳從肺部擠壓出去。身體宛如是一把手風琴，前彎可以將肋骨和腹部推擠在一塊，並紓解胃部和橫膈膜周遭的壓力。

「瑜伽拜日式」著重的是胃部和肋骨的關係，因此會帶來我在第十章描述過的拉胃運動的類似效益。許多科學研究探究了這套體位法的效益，都指出其可以增進副交感神經活動、消化力和承受壓力的能力。

第一步：瑜伽拜日式

這套經典瑜伽體位法有無數益處，可以改善消化力和淋巴流。為了讓所有人都可以做這套動作，我在附錄D收錄了三個不同版本的「瑜伽拜日式」，三套圖示分別是經典版、椅子輔助站姿改良版，以及椅子輔助坐姿改良版，無論是哪種身體狀況，每個人都可以因而獲得「瑜伽拜日式」的好處。想要重啟消化力，我們一定要動和呼吸。請選一個拜日式版本練習五分鐘到十分鐘，開始力行「聰明吃小麥運動」吧！

第二步：開始減慢深呼吸

你接下來的五分鐘運動，先從相當溫和的方式開始，可以是緩慢有節奏的行走、慢跑或騎腳踏車。記得要開始做深長的呼吸，盡可能用鼻子深深地吸氣和吐氣，並要開始察覺到吸氣和吐氣之間的極細微的停頓。我們這裡是先從肺部開始鍛鍊，這是因為深呼吸要比步行本身花費更多的心力。

第三步：溫和地增加運動強度

緩慢地開始加快步行、跑步或騎腳踏車的節奏。加快速度的時候，要試著維持上一步驟的鼻深呼吸的相同節奏，並且試著讓每次鼻呼吸之間稍微停頓一下。當你加快速度之後，如果停頓時間變短了，而且覺得呼吸加快或是需要張口呼吸，那就表示速度過快。請放慢節奏，調息回到原先的節奏。等到找回原先的呼吸節奏和每次呼吸間的稍微停頓之後，就可以再加快速度，如此進行十五分鐘。

第四步：像孩子般地動

「聰明吃小麥運動」接下來的部分，就是用鼻深呼吸去進行十五秒到六十秒的短跑。根據自己的體適能，選擇適合自己的短跑距離，並在每次短跑之間，給自己一分鐘減慢速度或是休息時間。比方說，當你在跑道上跑步的時候：

用最快的速度短跑十五秒（或者是適合個人體能的秒數），接著就減速步行一分鐘，再次短跑十五秒，接著減速步行一分鐘，依此重複進行兩次，共計四次。當你呼吸得更順暢且體適能改善之後，你就可以把短跑距離拉長，最多是每次短跑六十秒。

這個部分是促進疏通淋巴的運動，可以增加肋骨和橫膈膜完全收縮和放鬆所需的強度，這一步驟的運動時間為五分鐘到八分鐘。

雖然是「短跑」，但是並不一定要是跑步，也可以是開合跳、騎健身腳踏車、用最快速度把豆罐上下來回高舉過頭等等，不妨盡情地發揮創意。這部分的目標是要讓你使用到快縮肌纖維，而不是做瑜伽或徒步健行走時用到的慢縮肌纖維。

第五步：平靜下來

請再做五分鐘的「瑜伽拜日式」來結束這套運動。

為什麼要這樣運動呢？

先問一個十歲的健康孩子，再問一個五十歲的成年人，問他們最近一次用最快速度跑步是什麼時候。十歲的小孩很可能答說：「我是剛跑來這裡的！」而五十歲的人的答案可能是：「嗯，有段時間了。我想我可能會垮掉！」

隨著年紀漸長，我們會緩慢下來，而且多半使用到慢縮肌纖維。然而，我們需要的是快縮肌纖維，才能夠驅使糖進入肌肉，並且在沖流淋巴系統時將糖帶離血液。

在一個研究中，參與的人完成了一組三十秒短跑運動，一小時之後，他們體內的生長荷爾蒙濃度測量起來是短跑前的十倍。這或許是孩子們會短跑的原因，孩子們就是靠生長荷爾蒙而健壯成長！

人體生長荷爾蒙的英文簡稱是HGH，又名「青春激素」，年齡超過三十歲之後就會開始下降，這種荷爾蒙下降又與老化有關，而運動可以促進生長荷爾蒙的分泌，有助於身體恢復青春和柔軟度。從基因遺傳上來看，人類本就不該久坐不動。若是在桌子前連續坐上好幾個小時，不僅是淋巴引流會出現嚴重問題，連小麥和乳製品敏感的病徵也會惡化。不幸的是，除非你是銀髮族，光靠慢步行走的健走方式是不夠的。

幸運的是，這套用鼻深呼吸的簡單運動，結合了瑜伽體位法和快縮肌纖維運動，等於把兩種體系的精華融合在一塊。這兩種運動技巧的結合裨益良多，在增進消化健康之餘，更能帶來些許的「青春之泉」荷爾蒙。

14 心靈至上

我在本書用了極大篇幅解釋了消化良好的身體特質，以及我們如何逆轉高度加工的標準美國飲食所造成的損害。不過，倘若我沒有說明何以心靈和情緒至關重要，會直接衝擊消化運作與整體健康幸福的話，我就怠忽職守了。我們的心靈和身體如唇齒相依，查理的案例就說明了這一點，他是我的一位病人，憑藉著才智與勇氣，終能療癒了自己的腸道和心靈。

當查理為了麩質不耐症前來向我求診的時候，他已經跟這個病症奮戰多年。經過一輪又一輪的去敏感源飲食之後，他能吃的食物所剩無幾，而他曾經認為有效的手段到頭來成效都只是曇花一現。他找了計畫、飲食、藥丸、藥粉或新奇蹟療法來讓自己獲得紓解，但是效用都只維持了幾個星期。

除了麩質敏感症狀之外，他近來又被診斷出罹患了潰瘍性大腸炎，併發的焦慮、恐慌發作，再加上好多東西都不能消化，他終於筋疲力竭了。他還有危險的體重不足的情況，而且體重還在急劇下降。他也出現了要就不排便或者是來得相當猛烈的排便情況，而且糞便多半都是黏液。

為了幫助查理，我需要從頭開始來幫他重啟消化系統。我知道首先就是要讓他開始遵行滑榆、甘草根和藥蜀葵根的濃縮煎劑食譜（請見第八章的說明），同時搭配印度醋栗，藉此來療癒腸道內皮，並讓拓殖益生菌在腸道裡重新繁殖有益的微生物。

當我交代初始建議的時候，我問了查理覺得自己的慢性消化問題的成因是什麼。他毫不遲疑地告訴我是情緒壓力，接著解釋他的父親從小就給他情緒壓力，要他力求表現而且什麼都要做到最好，他從來不覺得自己對父親來說是「夠好的」。他對我說，幸運的是父親從來不曾對他有過身體上的虐待，可是卻埋藏了試著要讓自己夠好的終身情緒傷痛。雖然他現在與父親住得相離甚遠，但是只要想到對方就會讓他腹部緊縮而抽痛。

身心相連

治療消化系統的時候，我們一定要考慮到，不是大腦而是腸道才是回應身體情緒壓力的第一部位。心靈和情緒壓力會造成腸壁嚴重損害和發炎，對於消化小麥和乳製品所需的微生物群系也有致命的影響。醫學博士邁克・格爾森（Michael D. Gershon, M.D.）的開創性著作《第二大腦》（*The Second Brain*）發現到，百分之九十五的人體血清素和其他大腦神經傳遞質都是在腸道製造儲存，現在腸道也因此被稱為「第二大腦」。

他的研究證明了，我們確實是透過腸道來處理壓力，腸壁滿布的好菌會感受到外界的壓力因子，再經由所謂的「腸腦軸線」把訊息傳遞至大腦。腸道的感受會快速地傳至大腦，整個身體在短時間內就會收到訊息。如果不斷接受到壓力訊息，特別是在小孩子身上，腸道好菌的健康狀態（以及神經系統應付壓力的能力）就會出現問題，遲早會造成嚴重的腸道疾病，同時會引起腎上腺和神經系統疲勞、慢性倦怠、焦慮和憂鬱症。

查理在還是個小男孩的時候就有了實質的「腸道感受」，這是因為他在與父親的關係中沒有情緒安全感。據了解這種腸道感受是屬於微生物和大腦之間的溝通的一部分，科學到現在方才開始了解這些腸道表現出來的細微感受和影響。

經由腸道和大腦關係所察覺的細微感知一直跟直覺決策有關，研究人員已經確認了此直覺為「腸道感受」。當腸道內皮和胃裡的微生物很健康，腸道之於大腦和大腦之於腸道的關係就會啟動更高層次的認知和執行功能，而研究人員發現其正宰制著我們的直覺。

腸腦軸線的較高層次直覺有賴於微生物群系的健康，而後者又有賴於腸道內皮、上消化道功能和腸道淋巴管的健全。擁有理想的消化和腸道健康不只是我們能夠再次食用小麥的關鍵，結果更顯示，這同時也跟我們的情感和直覺決策有關。

當我們思考查理在孩童時期每天所承受的那種壓力，以及那如何影響到他的腸道健康和腸腦軸線，我們就必須考慮到這一切對他的心理、情緒和整體身體健康的影響，這樣的心理壓力的結果又是如何衝擊到他的消化系統。

多巴胺和「永遠不夠」的現代獎賞文化

誠如查理被迫承受的情形，吞忍童年壓力並不是不尋常的經驗。當我們還是個孩子的時候，我們與生俱來就想尋求父母的贊同，這是為了確保安全感，也與人類生存有關。缺少了這種尋求父母贊同，以及他們回報的愛、關心和保護的本能欲望，我們就可能會冒著危險漫步進入叢林而遭受黑豹的攻擊。

問題就出在，我們大多數人都會把得到父母贊同的欲望延續到成年階段，如同查理對父親的渴望，不幸的是，我們極少能夠擺脫這種尋求情感認可的需求。由於依舊懷抱著獲得對方認可的希望，查理到現在還是很懼怕父親。這種尋求贊同的欲望被化學蝕刻在我們的細胞裡，方式就是透過身體分泌的一種叫做多巴胺的獎賞荷爾蒙。當我們獲得贊同、贏得某樣東西、得到好成績、陷入愛河、實現某事、臉書被按了「讚」、獲得成功、或是達成了多數事物，此時就會獲得多巴胺的「獎賞」。

這種荷爾蒙的問題是它只能帶來短暫的愉悅感，一旦獎賞愉悅感褪去，我們會發現自己會很快地就開始再次試著滿足尋求贊同的本能需求，但是換用其他刺激事物獲得慰藉，包括了咖啡、糖、性、金錢、名聲或就是購物，而這一切東西都會刺激多巴胺的分泌。

儘管多巴胺能夠鞭策我們實現偉大的事物，它卻有著不好的一面，那就是它非常容易上癮。這種歡愉（獎賞）荷爾蒙太多會導致過量的可能，引誘我們開始過度飲食，而這正是消化問題和肥胖的主要成因。

談到多巴胺，「一點很好，多一點就更棒」的古老諺語是不正確的，關鍵是要同時擁有多巴胺和與其完全相對的催產素（Oxytocin），而且這兩種自然生成的荷爾蒙要處於健康的平衡狀態。

催產素：讓人感覺良好的愛戀荷爾蒙

催產素是跟健康和長壽有關的荷爾蒙，不同於多巴胺的受體會反抗刺激而需要更有力的刺激物，催產素的受體並不會產生抗性。當我們給予、關心、愛、碰觸、握持、擁抱、連結和養育他人的時候，才會分泌出催產素，且經證實對於心血管健康、大腦功能和消化力等都有所裨益。我們施予別人更多，體內即會分泌出更多的催產素。

不過，這其中暗藏玄機，就是唯有無私的給予才能誘使身體釋放催產素。

關鍵是要平衡多巴胺和催產素這兩種荷爾蒙，而想到達到這種境地，我們則必須坦然面對真相。如同我在前幾章的討論，諸多證據都主張體內微生物要在正面的環境中才能繁盛，而在負面或壓力環境中就會式微。全然奉獻而且不求回報，這樣才能促動催產素的釋放，進而對我們的健康、長壽和基因產生正面的影響。

增加自我覺知並超越舊有模式

查理花了大半的人生時光，做盡努力想博得父親的贊同，卻還是徒勞無功，這種畢生習慣一定要加以根除。我教導查理冥想的方法，讓他能夠增強自我覺知，以便看穿那些真正驅使著他的潛藏情緒模式。在這樣的全新覺知和客觀角度之下，他終於明瞭到，即使是個成年人了，他的舉動其實還是在抒發自己尋求父親贊同的孩子般需求，這才能夠從那些模式中走出來。

就像有首我最愛的歌曲的歌詞描述一樣，他終於「放開手、放開手」，這是因為這樣的行為已經不再適用他了。父親的贊同對他的生存不再是必需的，事實上，現在反而損害到了他的生存，一旦覺知到自己其實是可以選擇的，他就能夠「放開手」了。

當查理的自我覺知越高，他也同時理解到，雖然父親像個暴君，但是他還是愛他的。因此，查理依循著自我覺知，開始讓自己一步一步地向父親表達出心裡剛了解到的情感。

改變舊有的不健康情緒行為需要採取行動，讓大腦鋪設出新的神經通路來加強催產素而不是多巴胺的分泌。多年以來，查理都是按照父親的行為來加以回應，他的父親也是如此回應他，可是他們兩人卻無法向彼此表達內心的真正感受。

在轉變行為的過程之中，查理開始依照自己的內心感受行事，而不再是他認為父親會贊同與否的想法。查理把感受訴諸行動，他不奢求父親的認可，甚至也不期盼父親會有所回應，開始經常向父親表達情感。對於查理來說，關鍵之處是不再在意父親的評語、建議和批評，他只是傾聽，但並不覺得要有做到的義務。這個簡單的改變解放了他，可以就多年深埋於情緒壓力下的真實感受來行事。查理終於開始「做自己」了，而不再是「做」父親眼中的自己。

查理很快就覺得自己好多了，除了恐慌發作較少發生，每當想到父親就會出現的情緒性肚子痛也幾乎完全消失了。他在消化方面有了極大的進展，並且又重新食用先前被排除在外的食物。我從旁協助查理治療問題大約六個月之後，他打電話問我是否可以吃一些披薩，我告訴他：「如果你現在想吃披薩了，」這是之前會讓他腹瀉一星期的食物，「你一定是真的覺得好多了。」我跟他說就吃吃看吧。我最近一次收到查理的消息，就是他已經吃了生平至今最好吃的披薩了。

心靈的力量無遠弗屆。到頭來，我們的健康、幸福和消化力都取決於自我心靈啟動的想法和行動。在人生初始的六年之間，我們有百分之九十五都是根據生活經驗的印象來展現想法和行動，我們會帶著這些孩子般的情緒進入成年階段，只是壓力、焦慮和恐懼會不斷對胃壁施壓而削弱消化功能，這些都稱之為無意識行為。如要成為有意識的個體，我們首先必須覺知到自己的心靈和身體。在本書中，我提供給讀者的是讓身體和其消化系統再度恢復平衡的基本原則，讀者接下來就要開始覺知心靈與其關切愛護的情緒，以健康的體魄作為平台，如此就可以跟查理一樣憑藉著才智與些許的情感勇氣，一舉轉化腸道和心靈！我們的確是需要一些勇氣才能卸下情緒的盔甲而開始無條件地愛人，唯有當我們能夠以催產素取代多巴胺，在缺乏獎勵性化學作用的當下仍舊感到心滿意足，我們才能得到最終的自由。

我期盼讀者現在已經準備好了，不再以限制性飲食來消緩症狀，而是轉而從根源下手來療癒自己的消化失調。擁有最佳消化力是人類與生俱有的權利，也是活得長壽健康的關鍵。我歡迎大家使用本書的原則來恢復消化系統的平衡，重拾用餐樂趣，並能防微杜漸，預防健康出現問題。祝大家胃口大開！

謝謝大家！

我期盼這本書帶給了你不少的閱讀樂趣，從中了解到自己如何能夠再度享用小麥和乳製品，但是千萬別只是讀完而已！不知道應該從何著手嗎？不妨先試著身體力行全本書的「祕訣」吧，接著再以第二部分的說明來處理自己的消化問題。若有空閒的話，請幫個忙推介本書給其他人同享！

寫篇書評吧！幫助別人選擇要讀的書，告訴別人你為什麼會喜愛這本書！

書評決定了作者的生死。如果你從本書有學到東西而願意寫下書評，這對我來說可謂是意義重大。不管是Amazon、iBooks、Nook或Goodreads等平台，只要你覺得好的地方都行！如果你寫了一篇書評，請記得寫封電子郵件給我，我的信箱是dr.douillard@lifespa.com，並請附上書評網站連結。如果你願意的話，請要求我將你放入我的試讀讀者名單裡，這樣你會早於我的下一本著作出版前收到我的邀請函，邀請你審閱我的新作。

請定期吸取如何持續促進小麥和乳製品的消化的尖端科學訊息，造訪我的網站LifeSpa.com，並訂閱免費視頻電子報，我每星期都會在網站上發表三篇文章和一份視頻，以現代科學來驗證古老智慧，就讓這個網站成為你獲取自然健康新知的管道吧！

約翰．杜亞爾博士的免費視頻電子報

你的阿育吠陀和自然健康的新知來源

請瀏覽網站資料庫，LifeSpa.com/articles 共計有七百則以上關於自然健康和阿育吠陀心理學的原創文章。

喜歡讀到的資料嗎？你可以訂閱這些有著阿育吠陀闡釋的尖端健康最新報導，訊息會每星期發送到你的電子信箱！請至 LifeSpa.com/newsletter 訂閱。

附錄 A

季節性採買清單

春季採買清單（三月到六月）

- 多食用**刺激**（辛辣）、**苦**、**澀或淡**、**乾燥及溫暖**的食物：例如美味的清蒸蔬菜、肉湯、糙米。
- 少食用**甜食**、**酸食**、**鹹食或厚重食物**、**冷食及油膩**食物：例如油炸食品、冰淇淋、濃稠奶製品、麵包。
- **不知道該不該吃不在清單上的食物嗎**？就吃吃看。只要含有三種春季滋味（刺激或辛辣、苦、澀）中的兩種的話，就是均衡的食物。料理成清淡、乾燥和（或）溫暖的飲食。

盡可能採買非基因改造的有機食物，並多吃清單上自己喜愛的食物。

＊標示了星號的食物是春季的超級食物。喜歡的話，就多吃一些。

蔬菜 Vegetables

* 苜蓿芽	Alfalfa Sprouts	* 蒜	Garlic
朝鮮薊	Artichokes	薑	Ginger
* 蘆筍	Asparagus	* 四季豆	Green Beans
* 豆芽	Bean Sprouts	* 辣胡椒	Hot Peppers
甜菜	Beets	豆薯	Jicama
* 甜椒	Bell Peppers	* 芥藍	Kale
* 苦瓜	Bitter Melon	韭蔥	Leeks
青花菜	Broccoli	* 萵苣	Lettuce
* 抱子甘藍	Brussels Sprouts	* 蘑菇	Mushrooms
* 甘藍	Cabbage	* 芥菜	Mustard Greens
* 胡蘿蔔	Carrots	* 洋蔥	Onions
* 花椰菜	Cauliflower	* 歐芹	Parsley
* 芹菜	Celery	* 豌豆	Peas
* 菊苣	Chicory	* 烤馬鈴薯	Potatoes, baked
* 辣椒乾	Chilies, dried	* 櫻桃蘿蔔	Radishes
胡荽葉	Cilantro	海菜	Seaweed
* 羽衣甘藍	Collard Greens	荷蘭豆	Snow Peas
* 玉米	Corn	* 菠菜	Spinach
* 蒲公英	Dandelion	* 瑞士甜菜	Swiss Chard
* 苦苣	Endive	* 蕪菁	Turnips
球莖茴香	Fennel	* 水田芥	Watercress

水果（請單獨食用水果）Fruit

蘋果	Apples	梨子	Pears
藍莓	Blueberries	（酸）石榴	Pomegranates （sour）
* （各式）果乾	Dried Fruit（all）		
葡萄柚	Grapefruit	覆盆子	Raspberries
檸檬、萊姆	Lemons, Limes	草莓	Strawberries
木瓜	Papayas	各式漿果	All Berries

乳製品（偏好原味或經過大槽巴氏殺菌程序）Dairy

印度酥油（適量）	Ghee （moderation）	米漿或豆漿	Rice/Soy milk
低脂優格（適量）	Low-fat yogurt （moderation）	* 羊奶	Goat milk

油 Oils

亞麻籽油	Flax	椰子油	Coconut Oil
大麻籽油	Hemp		

甜味劑（偏好天然全食物甜味劑，適量即可） Sweeteners

* 生蜂蜜	Honey–Raw	糖蜜	Molasses
楓糖漿	Maple Syrup		

草本植物&香料 Herbs & Spices

大茴香	Anise	蒜	Garlic
阿魏	Asafoetida	薑	Ginger
羅勒	Basil	辣根	Horseradish
月桂葉	Bay Leaf	馬鬱蘭	Marjoram
* 黑胡椒	Black Pepper	芥末	Mustard
甘菊	Chamomile	肉豆蔻	Nutmeg
葛縷子	Caraway	奧勒岡	Oregano
小豆蔻	Cardamom	薄荷	Peppermint
* 卡宴辣椒	Cayenne	罌粟籽	Poppy Seeds
肉桂	Cinnamon	迷迭香	Rosemary
* 丁香	Clove	番紅花	Saffron
胡荽	Coriander	鼠尾草	Sage
小茴香	Cumin	綠薄荷	Spearmint
蒔蘿	Dill	百里香	Thyme
球莖茴香	Fennel	薑黃	Turmeric
葫蘆巴	Fenugreek		

佐料 Condiments

角豆	Carob	醃菜	Pickles

豆科植物 Legumes

* 各式豆芽	All Sprouted Beans	* 菜豆	Kidney
赤豆	Adzuki	* 小扁豆	Lentils
黑豆	Black Gram	* 利馬豆	Lima
鷹嘴豆	Garbanzo	* 綠豆	Mung
蠶豆	Fava	乾豌豆瓣	Split Pea

瘦肉&魚 Lean Meat & Fish

雞肉	Chicken	羔羊肉（適量）	Lamb（moderation）
鴨肉（適量）	Duck（moderation）	海洋魚類（適量）	Ocean fish（moderation）
蛋（適量）	Eggs（moderation）	火雞肉	Turkey
淡水魚	Freshwater fish		

堅果&種籽 Nuts & Seeds

榛果	Filberts	南瓜籽	Pumpkin
矮松子	Pinons	葵花籽	Sunflower

全穀物 Whole Grains

莧菜籽	Amaranth	乾燕麥	Oats, dry
大麥	Barley	藜麥	Quinoa
蕎麥	Buckwheat	糙米、長米	Rice, Brown, long grain
玉米	Corn		
小米	Millet	黑麥	Rye

草本茶 Herb Tea

紫花苜蓿茶	Alfalfa	* 蒲公英茶	Dandelion
* 小豆蔻茶	Cardamom	* 薑茶	Ginger
* 菊苣茶	Chicory	* 木槿茶	Hibiscus
* 肉桂茶	Cinnamon	* 橘皮茶	Orange Peel
* 丁香茶	Cloves	* 草莓葉茶	Strawberry Leaf

飲料 Beverages

紅茶（適量）	Black Tea（moderation）	水（常溫水到熱水皆宜）	Water（room temp. to hot）
咖啡（適量）	Coffee（moderation）		

夏季採買清單（七月到十月）

- 多食用**甜**、**苦**、**澀或冷**、**厚實**、**油膩**的食物，如沙拉、思慕昔和新鮮水果。
- 少食用**刺激（辛辣）**、**酸**、**鹹或熱**、**輕**、**乾**的食物，如辛辣食品或是熱飲。
- **不知道該不該吃不在清單上的食物嗎**？就吃吃看。只要含有三種夏季滋味（甜、苦、澀）中的兩種的話，就是均衡的食物。料理成冷涼、厚實和（或）油膩的飲食。

盡可能採買非基因改造的有機食物，並多吃清單上自己喜愛的食物。

＊標示了星號的食物是夏季的超級食物。喜歡的話，就多吃一些。

蔬菜 Vegetables

苜蓿芽	Alfalfa Sprouts	* 豆薯	Jicama
* 朝鮮薊	Artichokes	* 芥藍	Kale
* 蘆筍	Asparagus	* 萵苣	Lettuce
酪梨	Avocados	蘑菇	Mushrooms
豆芽	Bean Sprouts	芥菜	Mustard Greens
* 甜菜葉	Beet greens	* 秋葵	Okra
* 甜椒	Bell Peppers	歐芹	Parsley
* 苦瓜	Bitter Melon	豌豆	Peas
* 青花菜	Broccoli	南瓜	Pumpkin
* 甘藍	Cabbage	* 櫻桃蘿蔔（適量）	Radishes（moderation）
* 花椰菜	Cauliflower	* 海菜	Seaweed
* 芹菜	Celery	* 荷蘭豆	Snow Peas
菊苣	Chicory	菠菜（適量）	Spinach（moderation）
* 胡荽葉	Cilantro	* 橡果形南瓜	Squash, Acorn
羽衣甘藍	Collard Greens	冬季南瓜	Squash, Winter
玉米	Corn	甘薯	Sweet Potatoes
* 黃瓜	Cucumbers	瑞士甜菜	Swiss Chard
* 蒲公英	Dandelion	（甜）番茄	Tomatoes（sweet）
茄子	Eggplant	蕪菁葉	Turnip Greens
苦苣	Endive	* 水田芥	Watercress
* 球莖茴香	Fennel	* 櫛瓜	Zucchini
四季豆	Green Beans		

水果（請單獨食用水果）Fruit

* 蘋果	Apples	木瓜（少量）	Papayas（small amounts）
* 杏桃	Apricots	* 桃子（去皮或帶皮皆可的成熟）	Peaches（ripe and/or peeled）
* 藍莓	Blueberries	* 梨子	Pears
* 哈密瓜	Cantaloupe	* 柿子	Persimmons
* （熟）櫻桃	Cherries（ripe）	* （甜）鳳梨	Pineapple（sweet）
* 蔓越莓	Cranberries	* （熟）李	Plums（ripe）
棗子	Dates	* （酸）石榴	Pomegranates（sour）
果乾	Dried Fruit	* 覆盆子	Raspberries
無花果	Figs	* 草莓	Strawberries
* 葡萄	Grapes	（甜）柑橘	Tangerines（sweet）
* 番石榴	Guavas		
* 芒果	Mangoes		
* （各式）甜瓜	Melon（all）		
油桃	Nectarines		
（甜）橙	Oranges（sweet）		

肉類 Meat & Fish

牛肉（適量）	Beef（moderation）	羔羊肉（適量）	Lamb（moderation）
雞肉	Chicken	豬肉	Pork
鴨肉（適量）	Duck（moderation）	蝦（適量）	Shrimp（moderation）
蛋（適量）	Eggs（moderation）	火雞肉	Turkey
淡水魚	Freshwater Fish		

豆科植物 Legumes

* 赤豆	Adzuki	小扁豆	Lentils
豆芽	Bean Sprouts	利馬豆	Lima
* 黑豆	Black Gram	* 綠豆	Mung
* 蠶豆	Fava	* 乾豌豆瓣	Split Pea
* 鷹嘴豆	Garbanzo	* 豆腐	Tofu
菜豆	Kidney		

佐料 Condiments

角豆	Carob	美乃滋	Mayonnaise

油 Oils

杏仁油	Almond	亞麻籽油	Flax
酪梨油	Avocado	* 橄欖油	Olive
* 椰子油	Coconut	印度酥油	Ghee

草本植物&香料 Herbs & Spices

大茴香	Anise	球莖茴香	Fennel
阿魏	Asafoetida	薄荷	Peppermint
* 甘菊	Chamomile	番紅花	Saffron
* 胡荽	Coriander	綠薄荷	Spearmint
小茴香	Cumin		

全穀物 Whole Grains

* 大麥	Barley	黑麥	Rye
燕麥	Oat	小麥	Wheat
* 米	Rice		

茶 Tea

* 菊苣茶	Chicory	* 木槿茶	Hibiscus
* 蒲公英茶	Dandelion	* 薄荷茶	Mint

飲料 Beverages

水（常溫水或涼水皆宜）	Water（room temp or cool）

甜味劑（偏好天然全食物甜味劑，適量即可） Sweeteners

楓糖漿（少量）	Maple Syrup（small amounts）	粗糖	Raw Sugar
		米糖漿	Rice Syrup

堅果＆種籽 Nuts & Seeds

杏仁	Almonds	松子	Pine Nuts
* 椰子	Coconut	* 南瓜籽	Pumpkin
亞麻籽	Flax	* 葵花籽	Sunflower
夏威夷果	Macadamias		

乳製品（偏好原味或經過大槽巴氏殺菌程序） Dairy

奶油	Butter	冰淇淋	Ice Cream
乳酪（適量）	Cheese（moderation）	* 奶汁	Milk
鄉村乳酪	Cottage Cheese	* 米漿或豆漿	Rice/Soy Milk
* 印度酥油	Ghee		

冬季購物清單（十一月到二月）

- **多**食用**甜**、**酸**、**鹹或厚實**、**油膩**、**濕潤及熱**的食物，如湯品、燉物、蒸的蔬食，還有更多的脂肪和蛋白質。
- **少**食用**刺激**（**辛辣**）、**苦**、**澀或淡**、**冷**、**乾**的食物，如沙拉、思慕昔、冷食、飲料、薄脆餅乾、薯片和莎莎醬。
- **不知道該不該吃不在清單上的食物嗎**？就吃吃看。只要含有三種冬季滋味（甜、酸和鹹）中的兩種的話，就是均衡的食物。料理成濕潤、油膩、厚實和（或）溫暖的飲食。

盡可能採買非基因改造的有機食物，並多吃清單上自己喜愛的食物。

＊標示了星號的食物是冬季的超級食物。喜歡的話，請多吃一些。

蔬菜 Vegetables（烹煮所有的蔬菜，並且添加如印度酥油的健康油及可以溫熱身體的香料。偏好根莖類蔬菜）

	朝鮮薊心	Artichokes, hearts		韭蔥	Leeks
*	酪梨	Avocados		秋葵	Okra
*	甜菜	Beets		洋蔥	Onions
*	抱子甘藍	Brussels Sprouts		歐芹	Parsley
*	胡蘿蔔	Carrots		馬鈴薯泥	Potatoes, mashed
*	辣椒	Chilies	*	南瓜	Pumpkins
	玉米	Corn		煮熟的海菜	Seaweed, cooked
	球莖茴香	Fennel		橡果形南瓜	Squash, Acorn
	煮熟的茄子	Eggplant, cooked	*	冬季南瓜	Squash, Winter
*	蒜	Garlic	*	甘薯	Sweet Potatoes
	薑	Ginger	*	番茄	Tomatoes
	辣胡椒	Hot Peppers		蕪菁	Turnips

油 Oils

*	杏仁油	Almond	*	橄欖油	Olive
*	酪梨油	Avocado	*	花生油	Peanut
*	菜籽油	Canola	*	紅花油	Safflower
*	椰子油	Coconut	*	芝麻油	Sesame
*	亞麻籽油	Flax		葵花油	Sunflower
*	芥子油	Mustard			

水果 Fruit（偏好甜的、酸的或是厚實的水果，不要與其他食物混食，溫熱食用）

	煮熟的蘋果	Apples, cooked	*	檸檬	Lemons
	杏桃	Apricots	*	萊姆	Limes
*	香蕉	Bananas	*	芒果	Mangoes
	藍莓	Blueberries		油桃	Nectarines
	加檸檬的哈密瓜	Cantaloupe, with lemon	*	柳橙	Oranges
	櫻桃	Cherries	*	木瓜	Papayas
	熟椰子	Coconuts, ripe		桃子	Peaches
	煮熟的蔓越莓	Cranberries, cooked		熟梨子	Pears, ripe
*	棗子	Dates	*	柿子	Persimmons
*	無花果	Figs		鳳梨	Pineapples
*	葡萄柚	Grapefruit		李子	Plums
*	葡萄	Grapes		草莓	Strawberries
	番石榴	Guava	*	柑橘	Tangerines

肉類&魚 Meat & Fish（各式肉類、蛋和魚皆宜）

* 牛肉	Beef	* 龍蝦	Lobster
* 雞肉	Chicken	* 牡蠣	Oysters
* 蟹肉	Crabs	* 豬肉	Pork
* 鴨肉	Duck	* 蝦	Shrimp
* 蛋	Eggs	* 火雞肉	Turkey
* 淡水魚&海洋魚類	Fish, freshwater & ocean	* 鹿肉	Venison
* 羔羊肉	Lamb		

香料 Spices（大部分的香料和草本植物皆宜）

* 大茴香	Anise	* 薑	Ginger
* 阿魏	Asafoetida	辣根	Horseradish
* 羅勒	Basil	馬鬱蘭	Marjoram
月桂葉	Bay Leaf	芥末	Mustard
* 黑胡椒	Black Pepper	肉豆蔻	Nutmeg
葛縷子	Caraway	奧勒岡	Oregano
* 小豆蔻	Cardamom	薄荷	Peppermint
卡宴辣椒	Cayenne	罌粟籽	Poppy Seeds
甘菊	Chamomile	迷迭香	Rosemary
* 肉桂	Cinnamon	* 番紅花	Saffron
丁香	Clove	鼠尾草	Sage
胡荽	Coriander	綠薄荷	Spearmint
* 小茴香	Cumin	龍蒿	Tarragon
蒔蘿	Dill	百里香	Thyme
* 球莖茴香	Fennel	* 薑黃	Turmeric
葫蘆巴	Fenugreek	角豆	Carob
蒜	Garlic		

佐料 Condiments（偏好甜、酸和鹹的滋味）

紫紅藻	Dulse	醃菜	Pickles
發酵食物	Fermented foods	* 鹽	Salt
檸檬或萊姆	Lemon or Lime	醋	Vinegar
美乃滋	Mayonnaise		

堅果&種籽 Nuts & Seeds（大部分的堅果和種籽皆宜）

* 杏仁	Almonds	* 夏威夷果	Macadamias
* 巴西堅果	Brazil Nuts	* 生花生	Peanuts, raw
* 腰果	Cashews	* 美洲胡桃	Pecans
椰子	Coconuts	* 矮松子	Pinons
* 榛果	Filberts	* 開心果	Pistachios
* 亞麻籽	Flax	葵花籽	Sunflower
蓮子	Lotus Seed	* 核桃	Walnuts

乳製品 Dairy（偏好原味或經過大槽巴氏殺菌程序）

* 奶油	Butter	* 鮮奶油	Cream
* 酪奶	Buttermilk	* 印度酥油	Ghee
* 乳酪	Cheese	* 克菲爾	Kefir
* 鄉村乳酪	Cottage cheese	不冷的牛奶	Milk, not cold

非乳製品替代品 Non-Dairy substitutes

酸奶油	Sour Cream	優格	Yogurt

甜味劑 Sweeteners（偏好天然全食物甜味劑，適量即可）

生蜂蜜	Honey–Raw	* 粗糖	Sugar, Raw
* 楓糖漿	Maple Syrup	* 米糖漿	Rice Syrup
* 糖蜜	Molasses		

豆科植物 Legumes

黃色的綠豆仁	Mung-split, yellow	豆腐	Tofu

飲料 Beverages（偏好咖啡因和酒精含量低的溫熱飲品）

酒（適量）	Alcohol (moderation)	水（溫水或熱水皆宜）	Water（warm or hot）
紅茶（適量）	Black Tea (moderation)		
咖啡（適量）	Coffee (moderation)		

草本茶 Herb Tea（選擇具有溫暖身體或鎮定效果的茶品）

* 小豆蔻茶	Cardamom	* 丁香茶	Cloves
* 甘菊茶	Chamomile	* 薑茶	Ginger
* 肉桂茶	Cinnamon	* 橙皮茶	Orange Peel

全穀物 Whole Grains（大部分的穀物皆宜，加入健康油一起溫濕食用最佳）

* 莧菜籽	Amaranth	* 藜麥	Quinoa
蕎麥（適量）	Buckwheat (moderation)	米	Rice
小米（適量）	Millet (moderation)	* 糙米	Rice, Brown
* 燕麥	Oats	黑麥（適量）	Rye (moderation)
		* 小麥	Wheat

附錄 B

居家老麵麵包食譜

老麵麵包：傳統歐式做法

這是我的母親傳給我的一份傳統食譜。她多年前曾住在歐洲，這是法國盧爾德的一位傳統麵包師傅的女兒傳授給她的食譜。有一次母親前去拜訪這位麵包師傅的女兒，她興致一來就在餐巾上寫下食譜，並跟母親說這份食譜已經流傳好幾代了。

製作酵頭（需時一週到三週）

祕訣

不要因為酵頭需要一週到三週的製作時間就嚇到了。酵頭其實可以重複使用多年，因此只需在首次做麵包的時候製作即可。

材料：

- 全麥麵粉（也可使用黑麥麵粉或是有機中筋麵粉，但是開始做後就不能更換麵粉種類）
- 過濾水
- 有機生蜂蜜一小匙

做法：

1. 使用一個四杯容量的玻璃容器，放入混合四分之一杯過濾過的純溫水和二分之一杯的全麥麵粉，以此做出類似中等稠度的麵糊的混合麵團。
2. 拌入一小匙有機生蜂蜜。
3. 用一層布或保鮮膜覆蓋靜置於溫暖乾燥之處二十四小時。
4. 二十四小時過後，加入些許的水和麵粉（各約三大匙），即是大家熟知的「餵食酵頭」。攪拌均勻之後再覆蓋靜置二十四小時。
5. 在第三天第二輪餵食酵頭的時候，拿掉一半的酵頭（可以留著做薄煎餅），於剩下一半的酵頭中，加入四分之一杯過濾過的純溫水和二分之一杯麵粉。混合均勻並靜置至多三天，待混合麵團冒泡且體積膨脹一倍即可。
6. 等到混合麵團膨脹了一倍且冒泡，此時就可把一半的分量儲存在冰箱中以作為未來的酵頭之用，接著就以上述做法再次餵食剩下一半的酵頭。

7. 現在的混合麵團應該只需要十二個小時就會體積膨脹一倍。

8. 至少要是放滿一個星期的酵頭才能用來做麵包，而且要用會在餵食期間體積增大一倍的酵頭（雖然這套「一半冷藏、一半餵食」的程序可以進行長達三個月之久，但是酵頭在一個星期後應該就成熟而可以使用了。不過，想要做出風味最飽滿的老麵麵包的話，最好是使用餵食了三週的初始酵頭）。

製作老麵麵包（法國盧爾德食譜）

祕訣

包括靜置隔夜醒麵的步驟在內，整個製作過程大約需十六個小時，記得要以此來規畫做麵包的時程。

材料：

- 酵頭四分之一杯（食譜如上）
- 全麥麵粉一又二分之一杯
- 有機中筋麵粉二杯
- 過濾水一又二分之一杯
- 鹽二小匙

做法：

1. 晚上的時候，在一只大玻璃碗或陶瓷碗中，放入一又二分之一杯全麥麵粉和兩杯有機中筋麵粉來加以混合。
2. 接著要在一又二分之一杯的過濾純水中溶解四分之一杯酵頭，再倒入前面混好的麵團之中並攪拌均勻，此時做出來的混合麵團應該要類似於薄煎餅麵糊的厚實狀態。
3. 用一層厚布或保鮮膜包覆碗器並靜置到隔天早晨（放上十二小時到十八小時會更好）。保持麵團溫度和室內溫度約在二十一度C或是更高的溫度。需要的話，可以再以一條毯子包覆保溫。
4. 隔天開始做麵包時，把麵團放在輕撒了麵粉的平台上，並於麵團上撒放兩小匙鹽，並再輕撒一點中筋麵粉，如此揉捏一分鐘以讓鹽巴均勻混入。
5. 用手將麵團輕輕揉壓成一大片約略方正的薄煎餅，接著把麵團外圍兩側的三分之一等分向內於對折交疊於中央三分之一等分，現在你的麵團應該是折疊為三層，然後要再對折麵團一次，這樣麵團就有了六層。
6. 用一條濕布覆蓋麵團墩並靜置十五分鐘。
7. 用撒了些許麵粉的雙手把麵團揉成球狀，揉完後就轉放到鋪勻了麵粉的廚房擦巾之上，然後就蓋上一條擦巾和（或）薄毯並加以靜置，等待最後一輪發酵膨脹，所需時間視室溫和氣候而定，約二小時到六小時。
8. 烘烤前，用刀子在麵團頂部劃個三刀到四刀。

9. 使用預熱到二百六十度C的La Cloche鐘罩式烤盤或荷蘭鍋，放入麵團並加蓋烘烤三十分鐘。
10. 掀蓋，並將溫度調降到二百三十二度C，再烘烤十五分鐘。
11. 這樣就可以大快朵頤了！自己烘烤的麵包不僅美味且有益健康，用新鮮全食材料做出來的手工麵包是沒有其他東西可以比得上的。

克里帕魯有機手工老麵麵包食譜（Kripalu Organic Artisan Sourdough Recipe）

這是凱西・利津察提供的食譜，她隸屬於美國麻州雷諾克斯克里帕魯瑜伽健康中心。凱西的麵包是我吃過最美味的麵包了，她從青少女時期就開始做麵包，使用的都是有機材料，完全不加添加物或是油。

小叮嚀

學習烘焙老麵麵包是一門藝術，也是一門科學，完全不是把一些布朗尼蛋糕預拌粉丟進烤箱就好了。不妨將做麵包當作一種療癒的方式，讓自己愛上這一套古老的程序，好好享受一番吧。

當然，首要考量就是材料。請尋找最好的有機全穀物中筋麵粉或高筋麵粉、亞麻籽和最純淨的鹽。並不是所有的鹽都是一樣的！凱西會使用喜馬拉雅山的岩鹽來烘焙麵包，但是也喜歡凱爾特

（Celtic）海鹽、冰島海鹽和某些地中海海鹽。即便是來源相同，麵粉也會因時而異，會因為麥子的採收及生長期不同而有所改變。換句話說，麵粉的來源不需固定，只要是有機的全穀物即可。倘若一定要用沒有過濾的自來水，這並不至於會嚴重影響到麵包的成品，但是最好還是使用能夠取得的上等水，至少要是濾過水。

老麵酵頭是用麵粉、水、酵母和細菌做成的。不管是使用何種方式來取得初始酵頭，其中都混合了在環境中茁壯成長的酵母和友善菌種細菌（就像是有助生長的益生菌一樣）。你可以在網路上購買初始酵頭，或者是自己動手從無到有做出酵頭，網路上有許多食譜可供參考。凱西做出的美味酵頭就是使用了南希・希爾弗頓（Nancy Silverton）的拉布雷亞麵包坊（La Brea Bakery）的做法，利用了來自葡萄自然生長的酵母和環境周遭的酵母與細菌，她也曾經只用麵粉和水就做出很棒的酵頭。酵頭做好之後要送入冰箱冷藏，並要按時餵養乾淨的水及麵粉來維持活力。她每隔三天就餵養三次酵頭。由於酵頭是要用來發酵，因此需要擁有活力；換言之，被餵養的酵頭會在四小時到八小時之內膨脹一倍，時間長短則要視當時的溫度而定。膨脹好的酵頭可以隨即作為發酵物來讓麵包發酵膨脹，或者是冷藏到成熟並在五日內使用完畢。要是冷藏超過五日的話，就要再餵養酵頭，直到恢復良好狀況和活性即可，至於使用的時機，那就要依照個人風味喜好與時間表而定了。一旦熟悉了整套流程之後，你其實可以靈活調整每一個步驟。

克里帕魯中心使用的老麵酵頭大約有百年歷史之久，是李察・波登（Richard Bourdain）從比利時的伯克希爾山麵包店（Berkshire Mountain Bakery）帶回來的。

凱西的葵花亞麻籽老麵麵包（Cathy's Sourdough, Sunflower Flax Bread）

製作兩條兩磅的麵包需要二只九吋×五吋的麵包烤盤。

材料：

- 酵頭
- 水
- 中筋麵粉
- 葵花籽三分之二杯
- 亞麻籽三分之二杯
- 全麥麵粉一杯
- 黑麥麵粉三大匙
- 鹽一大匙

做法：

步驟一：活化要用來作麵包的酵頭（最多只能放置冰箱冷藏五日）製作一磅的酵頭要先準備：

- 酵頭四分之一杯（兩盎司）

- 水四分之三杯（六盎司）
- 中筋麵粉八盎司

將上述材料混合均勻之後，靜置到體積膨脹到一倍大，可能需要四小時到八小時。膨脹後的麵團稠度柔軟而好處理，而且會變得有點潮濕。可以馬上使用這份酵頭，也可以靜置於冰箱中於五日內使用完畢。酵頭放在冰箱中越久，效力就會越強，做出來的老麵麵包也就會越酸。

步驟二：浸泡種籽

- 葵花籽三分之二杯（三盎司）
- 亞麻籽三分之二杯（三盎司）
- 水四分之三杯（六盎司）

用水浸泡種籽過夜。

步驟三：製作麵包麵團

- 中筋麵粉四又四分之一杯（一磅六盎司）
- 全麥麵粉一杯（六盎司）

• 黑麥麵粉三大匙（一盎司）

將這些乾燥材料和浸泡過的種籽放入攪拌碗中。

接下來則需準備：

• 水二又三分之一杯（一磅三盎司）
• 酵頭四分之杯（六盎司）
• 鹽一大匙（六盎司）

慢慢把水倒入乾燥材料之中一起混合，麵團成形後要再多拌一會兒。接著就可混入酵頭，攪拌或壓揉均勻後，靜置二十分鐘。這個是重要的一個環節，以便讓酵頭在放入其他添加物之前就開始作用。

步驟四：加鹽

你在這個時候就要決定要加多少水，只要做過幾條麵包之後，你就會知道。比較濕的麵團會做出比較濕的麵包，但是太濕的麵團會缺乏組織結構而發脹得不漂亮。請先按照食譜指示的分量來進行，不過要是知道或是領悟到麵包所需的水分的話，你不妨自行調整，不然的話，就按照食譜做到熟練整個流程為止。環境濕度、麵粉水分和麵包酵頭都是麵包製程的變項。

鹽會抑制微生物的生長。用剩下的水來濕潤鹽巴，再將這份鹽水混入麵團，一直揉壓到滑順又有彈性，這是麩質起作用的結果，而你一定會知道麵團是不是已經揉壓滑順且富有彈性。由於麩質在接下來的發酵過程會讓麵團變得更加滑順，麵團因此不需揉到夠，不宜過度壓揉。使用攪拌器的話，記得要以低速來揉攪麵團，原則是要輕柔緩慢地絞揉。揉壓好的麵團就放入抹油的器皿中，並在麵團上多刷一點油來防止變乾，接著就覆蓋器皿並靜置發酵，環境的溫度和濕度會影響到發酵時間，一般約需一小時到三小時。除非有時間的限制，不然的話，加快發酵程序是不好的。從麵包的質地，你就可以辨別第一輪發酵是否已經完成；輕拉一下麵團，手指間會察覺到裡頭含有氣泡。這時候的麵團呈現的應該不再是一種厚重感，而是酵母或細菌活性所帶來的輕盈活力，你會感到手上輕輕拉扯的這塊麵團會有點溫暖，而且容易延展拉伸，這就表示已經揉出了麵筋。

步驟五：冷藏麵團

把麵團從器皿中倒出，平均切成兩半，再分別揉成長狀麵團，接著就可以放入稍微抹油的烤盤之中。如果麵團呈現的是緩慢發酵的情形，就先靜置發酵一小時左右，然後才送入冷藏任其持續緩慢發酵和形成風味。不過，如果麵團是快速發酵的話，那就最好立即冷藏。冷藏八小時到十六小時，時間多寡可自行決定。

步驟六：最後發酵

取出麵團任其發酵到膨脹，此時外觀看來會有點鼓脹，而且表皮下方會開始出現氣泡。還是一樣的原因，時間和濕度會有所影響，所以這時候就要自行調整。凱西喜歡在溫暖濕潤的狀況下來進行麵團的最後發酵，但是這樣的狀況有時卻可能會使得麵團過早膨脹而無法繼續發脹。不過，因為發酵的熱度是消解全穀物和種籽的植酸的因素之一，凱西通常還是會欣然地利用熱度來進行最後發酵。

步驟七：烘焙麵包

將麵團放入預熱到二百二十度C的烤箱之中，噴濕麵團頂部和烤箱上部，這麼一來就不會一開始就烤出了硬殼。麵團裡的氣泡在突然受熱下會膨脹，麵團因此也會隨之發脹。如果太快烤出硬殼的話，麵包就無法膨脹完全。在預熱烤箱期間，放入一盆熱水也有相同功效。麵包剛放入烘烤的前十分鐘以及快要移出烤箱之前，記得要再噴濕幾次，如此就可以烤出有著漂亮外皮的麵包。烘焙時間會受到個人對麵包熟度的喜好以及烤箱配備而有所不同，但是一般大約四十五分鐘即可烘烤完成。

這個食譜可以依照個人需求來加以調整，想要怎麼變化都可行。

如果你發現自己會定期做老麵麵包的話，不妨投資購買一個木製麵包盒！麵包可以就此保存一星期以上，但是濕潤度和美味不減。

註記：我由衷感謝凱西不吝於與我們分享這份食譜。在充斥著機器大量生產食物的當今世界之中，烘焙健康麵包成爲一門罕見的技藝，而凱西正是當今這樣一位難能可貴的專家。

附錄C

阿育吠陀超級食物蔬豆粥食譜

蔬豆粥食譜

材料：

- 黃色綠豆仁一杯
- 白長米一杯（可以用藜麥或是小米替代）
- 水八杯（或是四杯蔬菜湯和四杯水）
- 草飼印度酥油二大匙到三大匙
- 新鮮薑末一大匙
- 薑黃粉二分之一小匙（或是鮮磨薑黃一小匙）

祕訣

全部使用有機食材的效果最好。

- 胡荽粉二分之一小匙（或是胡荽籽一小匙）
- 小茴香粉二分之一小匙（或是小茴香籽一小匙）
- 整顆小茴香籽二分之一小匙（或是小茴香粉四分之一小匙）
- 棕芥籽或黃芥籽二分之一小匙
- 一小撮興渠（hing，又名阿魏，選擇性添加）
- 鹽二分之一小匙
- 一小把剁碎的新鮮胡荽葉

做法：

1. 將黃色綠豆仁和米（或替代材料）一起沖洗數次，洗到水不再那麼混濁為止。
2. 烘烤香料（選擇性步驟）：用中火加熱厚煎鍋。放入香料烘炒二分鐘到五分鐘，或是烘炒到香料散發出香味且顏色微焦即可，期間要不停翻炒才不會燒焦。關火。
3. 用一只大型平底深鍋來混合米（或替代材料）、豆子、水和香料，加入二大匙到三大匙的草飼印度酥油。

祕訣

在進行「短期居家淨化法」的期間，如果要食用蔬豆粥的話，記得不要添加印度酥油。

4. 蓋鍋煮沸。調降至小火，煨煮到米和豆子變軟（至少要煮三十分鐘，可以煮久一點的話更好）。時間充裕的話，不妨添水再煨煮久一點，目標就是要煮出一鍋熟爛稠糊的蔬菜粥。

5. 加點鹽和胡荽提味就可以大快朵頤了！

附錄D 瑜伽拜日式練習指南

瑜伽拜日式（Sun Salutation）

「瑜伽拜日式」是一套完整的阿育吠陀練習動作，梵文稱為Surya Namaskara。拜日式統整了包含身、心、呼吸在內的全部生理機能，一連串的體位法可以增強延展所有主要肌肉群、潤滑關節、強健脊椎、按摩內臟，以及增進血液流動和循環功能。傳統上，這是由十二式體位法組成的套式，一個接著一個的連續動作，而且每一個體位法都要搭配呼吸練習。或者，你可以在每一個體位法上停留一分鐘到二分鐘的時間，輔以鼻深呼吸，藉以激化生命之氣（prana，意指能量）的流動。

如果你是位瑜伽新手，我強烈建議先上幾堂資深老師的瑜伽課，確保維持適切的正位練習。若有疑慮的話，不要躁進，溫柔對待自己和自身能力，你不需要完美做出這些體位法即可從中獲益。

每天至少要做拜日式十二分鐘，或是跟著我在蓋亞（Gaiam）發行的每日瑜伽課程ＤＶＤ練習：〈阿育吠陀排毒療法〉（Ayurveda for Detox）、〈阿育吠陀減壓療法〉（Ayurveda for Stress Relief）或是〈阿育吠陀減重療法〉（Ayurveda for Weight Loss）。

瑜伽拜日式練習法

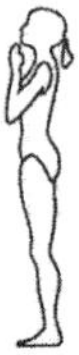

1. 合掌祈禱式
呼吸正常且平緩

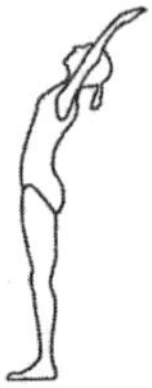

2. 舉臂後仰式
吸氣

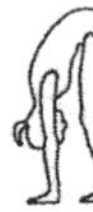

3. 手碰足前曲式
吐氣

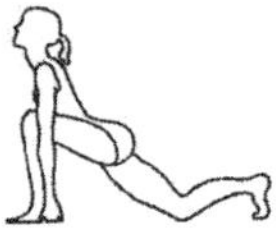

4. 騎馬式
吸氣

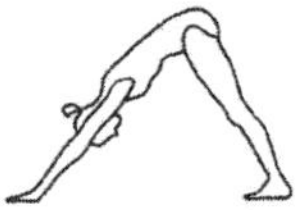

5. 頂峰式
吐氣

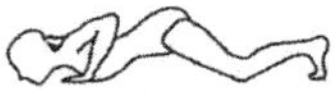

6. 八體投地式
止息

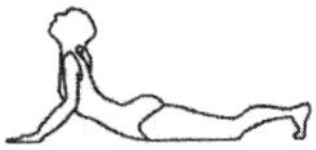

7. 眼鏡蛇式
吸氣

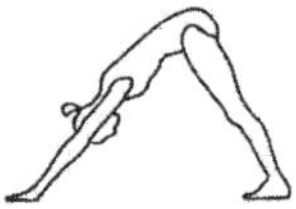

8. 頂峰式
吐氣

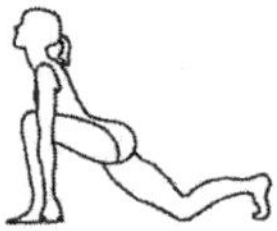

9. 騎馬式
吸氣

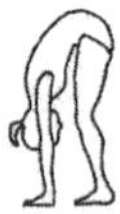

10. 手碰足前曲式
吐氣

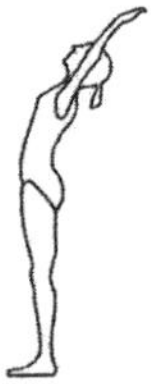

11. 舉臂後仰式
吸氣

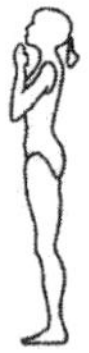

12. 合掌祈禱式
吐氣

瑜伽拜日式：椅子輔助站姿改良版

你需要準備一把牢固的直背椅子來進行這個練習，而且椅背一定要靠牆才不會翻覆。

小叮嚀

疼痛往往表示你把自己逼得太過頭了。要放鬆自在地練習體位法，不要竭力扭扯，這樣才能讓自己獲益最多。

1. 站姿祈禱式。面對椅座、打直背部站立，雙腳合併但不要碰觸，雙手在胸前合十。
2. 山式。大拇指互扣，手臂向前延展伸直並與地板平行。眼睛注視手部，雙手高舉過頭，並且從脊椎底部的尾骨開始延展身體一直到手指尖。
3. 前彎式。手臂貼齊耳際，目視雙手，身體從臀部開始向前下彎，膝蓋放鬆微曲，彎到自然停頓的時候，讓雙手停靠在椅座上，頭部放鬆。
4. 左側弓步。彎曲右膝，左腳移到身體後方數呎處著地。左腳打直，右腳曲膝，抬頭目視上方。
5. 曲膝左側弓步。雙手掌心朝下扶著椅座，右腳曲膝，左膝下沉著地。背部後仰，肩胛骨溫和地向內收緊，挺出胸膛，抬頭目視上方。
6. 改良版下犬式。往後移動右膝與左膝會合，這麼一來，兩個膝蓋都會著地而且雙腳併攏，手掌心下壓讓雙腳再打直，目視雙腳，腳跟緩緩回到地板。

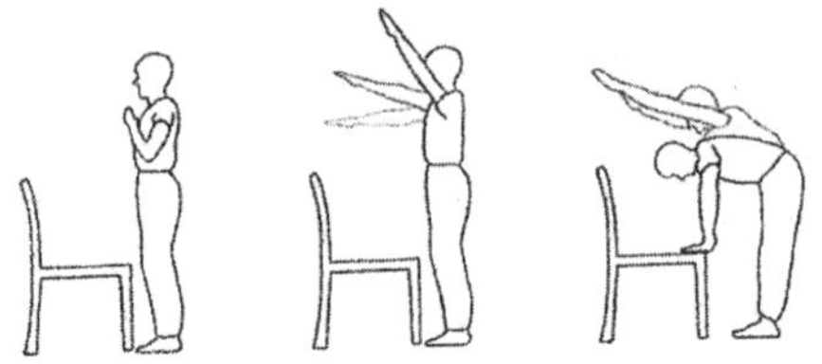

步驟一　步驟二　步驟三

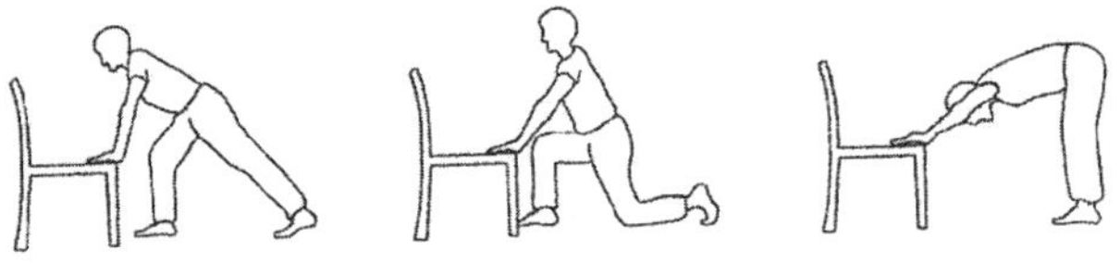

步驟四　步驟五　步驟六

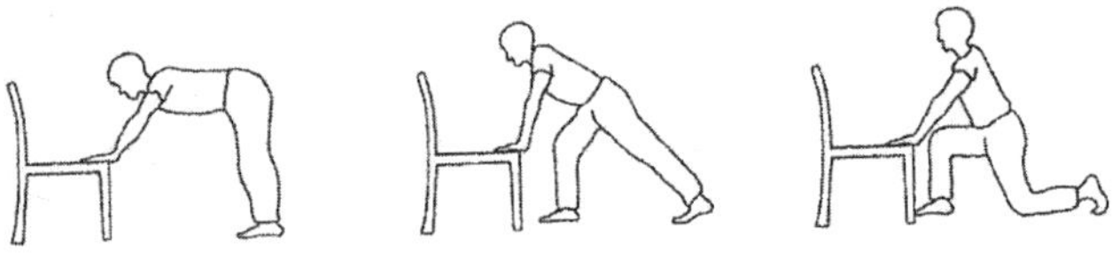

步驟七　步驟八　步驟九

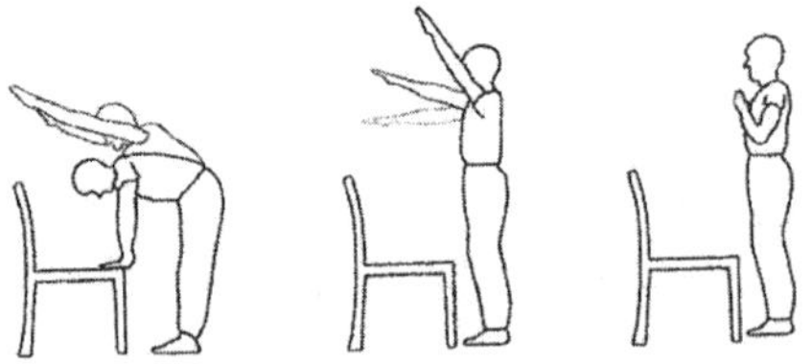

步驟十　步驟十一　步驟十二

7. 半前彎式。手腳維持在剛才的位置，背部打直，稍微抬起頭部，目視上方。

8. 右側弓步。左腳曲膝往前挪動數呎回到原初位置，右腳仍在身體後方呈打直狀，目視上方。

9. 曲膝右側弓步。右腳曲膝著地，然後背部後仰，肩胛骨溫和地向內收緊，挺出胸膛，抬頭目視上方。

10. 前彎式。雙手掌心依舊朝下扶著椅子，右腳向前跨一步與左腳會合，伸直雙腳。

11. 山式。大拇指互扣，手臂向前延展伸直，眼睛注視手部，雙手高舉過頭，並且從脊椎底部的尾骨開始延展身體一直到手指尖。

12. 站姿祈禱式。慢慢放下手臂，雙手在胸前合十。放鬆，呼吸，安處於自己的身體一會兒，記錄下自己的感受。

（在沒有疼痛產生的情況下）重複練習三次。

瑜伽拜日式：椅子輔助坐姿改良版

你需要準備一把牢固的直背椅子來進行這個練習。

小叮嚀

疼痛往往就表示你把自己逼得太過頭了。要放鬆自在地練習體位法，不要竭力扭扯，這樣才能讓自己獲益最多。

1. 坐姿祈禱式。背部挺直坐下，雙腳併攏。假若足部碰不到地板的話，請在下方墊一個枕頭來讓雙足不會懸空晃動。雙手在胸前合十。
2. 坐姿延展山式。大拇指互扣，手臂向前打直且與地板平行。目光注視手部，手臂向上舉高過頭，同時身體從脊椎底部的尾骨一直延展到手指尖。
3. 前彎式。手臂貼齊耳際，目視雙手，身體從臀部開始慢慢向前彎下，彎到自然停止的時候，讓頭部朝大腿放鬆，手臂溫和地朝地板下垂。
4. 坐姿右側弓步。雙手從膝蓋後窩抱住右腿，再慢慢抬起，同時讓身軀在舒適的情況下靠向右大腿。
5. 半前彎式。繼續將右腿往上抬，背部後仰，肩胛骨溫和地向內收緊，挺出胸膛，抬頭目視上方。

6. 前彎式。收回下巴，頭部回正，輕輕鬆開右腿。大拇指互扣，手臂向前打直。繼續直視手部，身體從臀部開始慢慢向前彎下，彎到自然停止的時候，讓頭部朝大腿放鬆，手臂溫和地朝地板下垂。

7. 坐姿山式。背部打直，讓身軀直正。手掌心朝下放在大腿上，指尖朝向膝蓋且手肘彎曲。背部後仰，肩胛骨溫和地向內收緊，挺出胸膛，頭部稍微後仰，目視上方。

8. 坐姿左側弓步。收回下巴，頭部回正。雙手從膝蓋後窩抱住左腿，再慢慢抬起，同時讓身軀要在舒適的情況下靠向左大腿。

9. 半前彎式。繼續將左腿往上抬，背部後仰，肩胛骨溫和地向內收緊，挺出胸膛，抬頭目視上方。收回下巴，頭部回正，慢慢鬆開左腿。

10. 前彎式。大拇指互扣，手臂向前打直。繼續目視手部，身體從臀部開始慢慢向前彎下，彎到自然停止的時候，讓頭部朝大腿放鬆，手臂溫和地朝地板下垂。

11. 坐姿延展山式。大拇指互扣，手臂向前打直。目光注視手部，手臂向上舉高過頭，同時身體要從脊椎底部的尾骨一直延展到手指尖。

12. 坐姿祈禱式。慢慢放下手臂，雙掌來到胸前合十。鬆開雙手放在大腿上，呼吸，讓身體放鬆一會兒，記錄下自己的感受。

（在沒有疼痛產生情況下）重複練習三次。

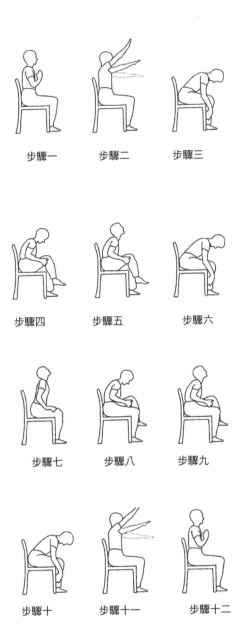

步驟一

步驟二

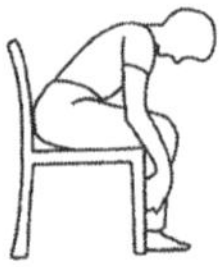

步驟三

步驟四

步驟五

步驟六

步驟七

步驟八

步驟九

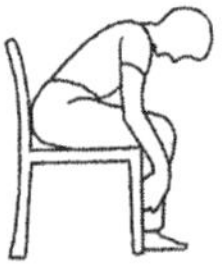

步驟十

步驟十一

步驟十二

LifeSpa.com的產品與服務

免費視頻電子報：lifespa.com/newsletter

這份結合古老智慧和現代科學的每週三次的視頻電子報，內容是處理現今一些備受爭議的健康議題。網站上有超過七百份的免費線上文章與視頻，可以幫助你達到個人的健康目標。

網路商店：store.lifespa.com

LifeSpa只提供品質最好的草本植物、營養補充劑和產品，以便支持你擁有最理想的健康狀態，而互動式網站的設計是為了協助你認識對自己最有益處的草本植物或補充劑。

免費電子書：lifespa.com/ebooks

約翰・杜亞爾博士的免費電子書圖書館是讓你知識轉型的強大智庫，其中包含了《阿育吠陀體重平衡法》電子書、《健康長壽的血糖祕密》電子書、《短期居家淨化法》電子書和《蛋白質療法：決戰蛋白質缺乏的隱藏徵兆》（*Protein Solution: Combat Hidden Signs of Protein Deficiency*），而且不限於此。

你有哪一型的阿育吠陀身體與皮膚？：Lifespa.com/healthquiz

請使用我們的免費互動式測驗來了解自己的身體類型，並學習以最佳食物、草本植物和生活習慣來維持身體的平衡與健康。

讓阿育吠陀重啓消化力：
通暢淋巴系統、完全消化麩質和乳製品（增訂新版）

Eat Wheat: A Scientific and Clinically-Proven Approach to Safely Bringing Wheat and Dairy Back into Your Diet

國家圖書館出版品預行編目（CIP）資料

讓阿育吠陀重啟消化力：通暢淋巴系統、完全消化麩質和乳製品／約翰．杜亞爾（John Douillard）著；周佳欣譯 . -- 二版 . -- 臺北市：健行文化出版事業有限公司出版：九歌出版社有限公司發行，2023.10
面；　公分 . --（i 健康；65）
譯自：Eat wheat.
ISBN 978-626-7207-42-0（平裝）
1.CST：健康飲食　2.CST：健康法
411.3　　112013340

作　　者 —— 約翰．杜亞爾博士（Dr. John Douillard）
譯　　者 —— 周佳欣
責任編輯 —— 曾敏英
發 行 人 —— 蔡澤蘋
出　　版 —— 健行出版社有限公司
台北市 105 八德路 3 段 12 巷 57 弄 40 號
電話／02-25776564．傳真／02-25789205
郵政劃撥／0112263-4

九歌文學網　www.chiuko.com.tw

排　　版 —— 綠貝殼資訊有限公司
印　　刷 —— 晨捷印製股份有限公司
法律顧問 —— 龍躍天律師．蕭雄淋律師．董安丹律師
發　　行 —— 九歌出版社有限公司
台北市 105 八德路 3 段 12 巷 57 弄 40 號
電話／ 02-25776564．傳真／ 02-25789205
二版一刷 —— 2023 年 10 月
定　　價 —— 450 元
書　　號 —— 0208065
I S B N —— 978-626-7207-42-0